写给准妈妈与新手妈妈的安全拉伸手册

视频跟练版

[西] 米雷娅·帕蒂诺·科尔（Mireia Patiño Coll）　著

姜铸恒 译　尚鹃 审校

U0258605

人民邮电出版社

北京

图书在版编目（CIP）数据

写给准妈妈与新手妈妈的安全拉伸手册：视频跟练版 /（西）米雷娅·帕蒂诺·科尔著；姜铸恒译. — 北京：人民邮电出版社，2024.4
ISBN 978-7-115-63108-4

Ⅰ. ①写… Ⅱ. ①米… ②姜… Ⅲ. ①妊娠期—健身运动—手册②产褥期—健身运动—手册 Ⅳ. ①R715.3-62

中国国家版本馆CIP数据核字(2023)第214777号

免 责 声 明

本书内容旨在为大众提供有用的信息。所有材料（包括文本、图形和图像）仅供参考，不能用于对特定疾病或症状的医疗诊断、建议或治疗。所有读者在针对任何一般性或特定的健康问题开始某项锻炼之前，均应向专业的医疗保健机构或医生进行咨询。作者和出版商都已尽可能确保本书技术上的准确性以及合理性，且并不特别推崇任何治疗方法、方案、建议或本书中的其他信息，并特别声明，不会承担由于使用本出版物中的材料而遭受的任何损伤所直接或间接产生的与个人或团体相关的一切责任、损失或风险。

内 容 提 要

本书是专为孕期和产后女性准备的恢复、塑形实用指导书。书中借助精美的解剖图谱，详细介绍了怀孕和分娩后女性的身体变化，以及如何通过适当的拉伸运动来预防和调理身体不适。本书旨在帮助孕期和产后女性用科学的方法尽快恢复身体状态，重塑身形。

◆　著　　　[西]米雷娅·帕蒂诺·科尔 (Mireia Patiño Coll)
　　译　　　姜铸恒
　　责任编辑　刘日红
　　责任印制　彭志环
◆　人民邮电出版社出版发行　　北京市丰台区成寿寺路 11 号
　　邮编　100164　　电子邮件　315@ptpress.com.cn
　　网址　https://www.ptpress.com.cn
　　北京盛通印刷股份有限公司印刷
◆　开本：700×1000　1/16
　　印张：9　　　　　　　　　　　2024 年 4 月第 1 版
　　字数：209 千字　　　　　　　2024 年 4 月北京第 1 次印刷
　　著作权合同登记号　图字：01-2023-1383 号

定价：59.80 元

读者服务热线：(010)81055296　印装质量热线：(010)81055316
反盗版热线：(010)81055315
广告经营许可证：京东市监广登字 20170147 号

引言

怀孕、分娩和产后是短时间内身体和情感上产生巨大变化的时期，产妇需要持续、逐步地适应这些变化。

通过轻松的体育锻炼，并结合拉伸、有意识的呼吸和放松，可以减轻甚至消除疼痛、纠正体态、通畅呼吸、改善情绪、帮助分娩。为了恢复和强化那些松弛了的身体部位，产后遵循计划去进行温和的锻炼和拉伸也十分重要。

本书是一本关于孕期和产后拉伸运动的指南，书中包括的拉伸运动旨在让女性在孕期和产后感到更舒适，而非提升女性的身体素质。孕期进行的任何运动都应是轻松的，并且遵循身体的需求和状况。

在本书中，我们将提供关于解剖学、怀孕、锻炼、呼吸和放松的实用性信息和指导。

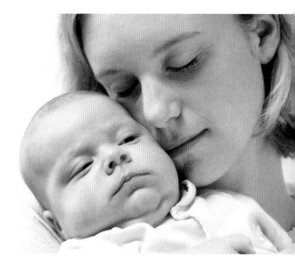

第一章简要介绍生命的开始，以及在孕期头几周身体出现的第一批症状。

第二章涉及解剖学和生理学，介绍了孕期的 3 个阶段中每一时期逐渐出现的身体和情绪的变化。此外，这一章还介绍了胎儿的逐月发育情况，描述宝宝在子宫内成长的过程。

怀孕和成为母亲是女性生命中的独特而美妙的经历。

第三章主要涉及拉伸练习的实际操作，其中详细阐述了拉伸练习的基本原理以及在怀孕期间的实践方法；同时，也介绍了站立和坐着时的正确身体姿势。

第四章怀孕期间的拉伸按照怀孕的 3 个阶段，按组解释了拉伸动作以及每个动作的技巧、益处和注意事项。本章还介绍了更困难或更轻松的替代动作，主要图片附有拉伸时涉及的肌肉组织的图解。

第五章主要涉及产后恢复，包括能够降低腹压、激活盆底肌、训练腹横肌和核心的练习。这些练习符合人体腹部和盆底的实际情况。尽管本章已对这些动作做出详细说明，但在遇到任何疑问时，仍不能代替有经验的盆底理疗师的帮助。

最后，我们介绍了呼吸技巧和放松技巧，它们是一种不可或缺的帮助，可以让我们发挥自身的资源，以更积极和乐观的方式度过怀孕、分娩和产褥期。

米雷娅·帕蒂诺·科尔 (Mireia Patiño Coll)

国际瑜伽教师协会（IYTA）教师

专业拉伸师

目录

如何使用本书

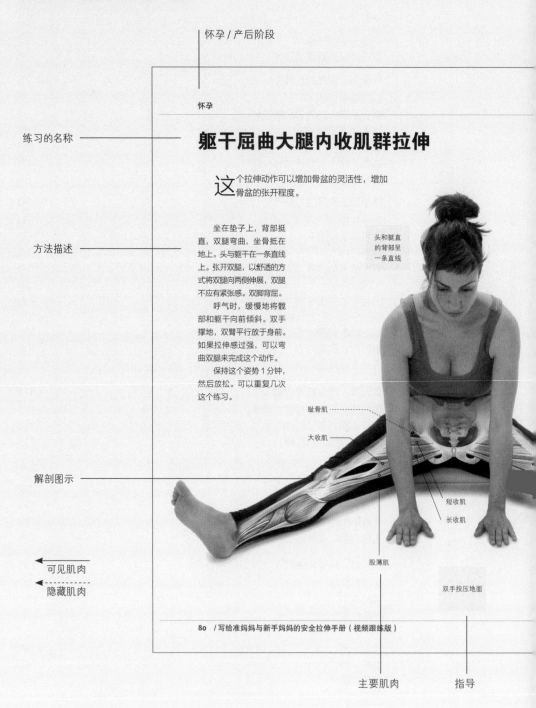

怀孕 / 产后阶段

练习的名称

怀孕

躯干屈曲大腿内收肌群拉伸

这个拉伸动作可以增加骨盆的灵活性，增加骨盆的张开程度。

方法描述

坐在垫子上，背部挺直，双腿弯曲，坐骨抵在地上。头与躯干在一条直线上。张开双腿，以舒适的方式将双腿向两侧伸展，双腿不应有紧张感。双脚背屈。

呼气时，缓慢地将髋部和躯干向前倾斜。双手撑地，双臂平行放于身前。如果拉伸感过强，可以弯曲双腿来完成这个动作。

保持这个姿势 1 分钟，然后放松。可以重复几次这个练习。

头和挺直的背部呈一条直线

耻骨肌

大收肌

解剖图示

短收肌

长收肌

← 可见肌肉

◀ 隐藏肌肉

股薄肌

双手按压地面

80 ／写给准妈妈与新手妈妈的安全拉伸手册（视频跟练版）

主要肌肉

指导

带来的好处

主要练习的
变化形式

练习的时期（绿色加下横线表示怀孕这一阶段推荐
做这个动作，绿色表示怀孕这一阶段可以做这个动
作，红色表示怀孕这一阶段禁止做这个动作）

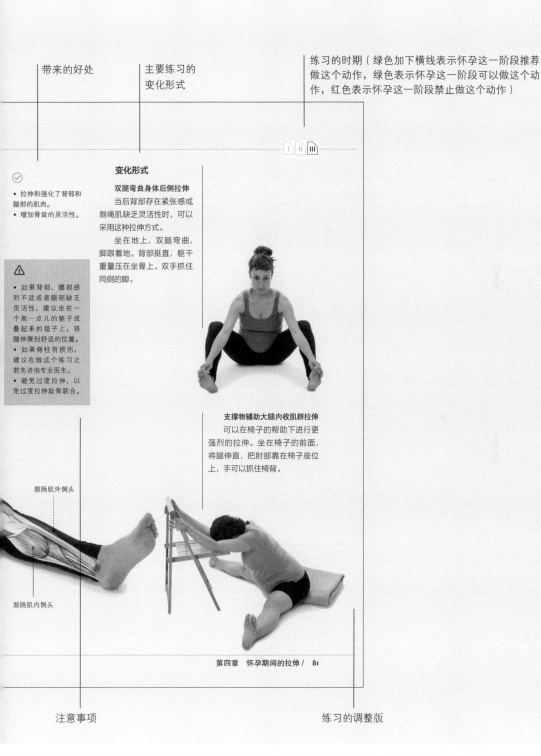

变化形式

双腿弯曲身体后侧拉伸
当后背部存在紧张感或
腘绳肌缺乏灵活性时，可以
采用这种拉伸方式。
坐在地上，双腿弯曲，
脚跟着地。背部挺直，躯干
重量压在坐骨上。双手抓住
同侧的脚。

⊘
◆ 拉伸和强化了背部和
腿部的肌肉。
◆ 增加骨盆的灵活性。

⚠
◆ 如果背部、腰部感
到不适或者腿部缺乏
灵活性，建议坐在一
个高一点儿的垫子或
叠起来的毯子上，将
腿伸展到舒适的位置。
◆ 如果脊柱有损伤，
建议在做这个练习之
前先咨询专业医生。
◆ 避免过度拉伸，以
免过度拉伸耻骨联合。

支撑物辅助大腿内收肌群拉伸
可以在椅子的帮助下进行更
强烈的拉伸。坐在椅子的前面，
将腿伸直，把肘部靠在椅子座位
上，手可以抓住椅背。

腓肠肌外侧头

腓肠肌内侧头

第四章　怀孕期间的拉伸 / 81

注意事项

练习的调整版

第一章 对怀孕的介绍

怀孕期间女性的身体会发生深刻而巨大的变化，这些变化可能会引起女性不确定和疑惑。了解在这段时间内我们可以期待什么，可以让我们更好、更积极地面对每一刻的需求。

在这一章中，我们谈到了生命的开端，并解释了怀孕初期会出现的第一批症状，也简要介绍了身体和情绪层面可能产生的变化。

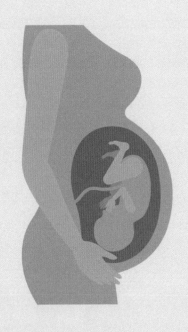

生命的开始

生命的奇妙冒险始于微观层面，起源于一个卵子和一个精子结合形成的细胞。受精卵包含来自父亲和母亲各一半的遗传信息。受孕需要 3 个有利条件：排卵、受精和受精卵在子宫壁着床。

月经周期和排卵

月经周期是指从本次月经第一天开始到下次月经的第一天之间所经历的时间。通常情况下，月经周期持续约 28 天，但不同女性的周期可能有所不同，21 天到 35 天的周期被认为是正常的。排卵大约在月经周期的中间发生，卵子从卵巢中被释放，这时女性处于受孕期。

每当月经周期开始时，大约会有 100～150 个卵子在卵巢的囊状的卵泡中开始成熟。

到了月经周期的中期，垂体会分泌黄体生成素（LH）。黄体生成素与卵泡刺激素（FSH）共同促进卵泡破裂和卵子的释放（排卵）。此外，黄体生成素分泌的增加会刺激孕酮的分泌，孕酮会让子宫内膜做好准备，去容纳可能出现的受精卵或囊胚。

已经从卵巢释放的卵子开始沿着输卵管进行短暂的旅行。在大约 12 小时的时间内，卵子可以被受精。如果没有受精，卵子将死亡，子宫内膜将被排出，即出现月经。

一些正在排卵的迹象

月经周期

如果月经周期规律，那么排卵会在月经周期的中间左右发生。

"中度疼痛"

大约 25% 的女性在排卵时会感到下腹部疼痛。

黏液

来自宫颈的黏液会变得更加透明、稀薄和湿润。

体温

孕酮的增加会导致体温略微上升，从 36.4℃升至 36.7℃左右。

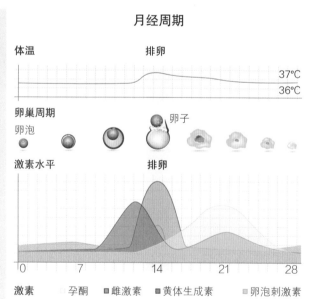

月经周期

体温　　　　　排卵
37℃
36℃

卵巢周期　　　　　卵子
卵泡

激素水平　　　　　排卵

0　　7　　14　　21　　28

激素　　孕酮　■雌激素　■黄体生成素　■卵泡刺激素

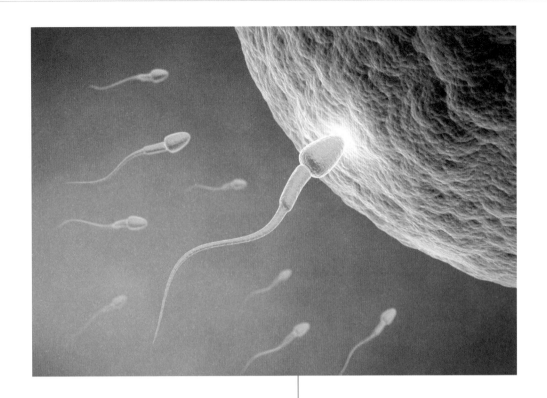

一个精子长为 0.05 毫米。当精子到达卵子的表面时，必须穿过两层屏障。第一个到达卵核的精子将与卵子融合

精子的竞赛和受精过程

受精是指一个卵子与一个精子的结合。为了达成这个目标，需要数百万精子在射精时被释放，然后开始在阴道、子宫和输卵管中进行激烈的竞赛，最终到达卵子。

只有约 200 个精子能够到达输卵管。其需要穿过 15 ~ 18 厘米的距离才能到达卵子，考虑到精子微小的体积，这是一项巨大的成就。最快的精子需要约 45 分钟才能到达卵子，而最慢的需要长达 12 小时。即使离排卵还有 2 ~ 3 天，受精仍然可能发生，因为精子可以在子宫内存活长达 4 天。

当精子到达卵子表面时，其必须穿过两层屏障，即放射冠和透明带。第一个到达卵核的精子会释放一种物质作为屏障，使其他精子无法继续进入卵子。

最后获胜的精子与卵子融合，精子失去尾巴，头开始成长。受精已经发生。

卵子和精子各自提供 23 条染色体，形成一种新的细胞，叫作受精卵，该细胞具有 46 条染色体。几小时后，受精卵开始分裂并形成新的细胞——卵裂球。大约 4 天后，可以观察到由约 32 个卵裂球组成的实心球体，从此最初的细胞被称为桑椹胚。

怀孕

在经期两周后，卵子可能会被精子受精。受精卵将通过输卵管开始一段旅程，直到到达子宫并着床。随着囊胚在子宫内着床，怀孕开始了，胚胎的发育自受孕起需要 266 天。

囊胚的旅程和在子宫内的着床

受精卵在输卵管中移动，最终到达子宫。与此同时，桑椹胚继续生长，变成一个名为"囊胚"的球形结构，其由 3 部分组成：将变成胎儿的内细胞团、将形成胎盘的滋养层细胞和充满液体的囊胚腔。

另一方面，排卵后 5～7 天，孕酮的分泌达到最高水平，促进子宫内膜血管和腺体的发育。这些腺体变得更大，充满了营养物质（如糖原）。

与此同时，囊胚到达子宫后，会在子宫内自由漂浮数日，最终黏附在子宫内膜上。附着在子宫内膜上的胚胎开始发育，并吸收子宫内膜提供的营养和氧气。

应该注意的是，着床并不总能成功。据估计，40% 的囊胚不能附着在子宫上，因此其会死亡，并在下次月经期间被排出。

当囊胚着床后，胎盘开始发育。胎盘是为不断成长的胎儿提供氧气和营养、同时排出废物的器官。

怀孕从囊胚着床开始，直到分娩结束，即从卵子受精开始计算共 266 天。如果我们从最后一次月经的第一天起计算，则需再加上 14 天，即 280 天。要确定预产期，可以使

用以下公式：

预产期 = 最后一次月经时间 + 9 个月 + 7 天

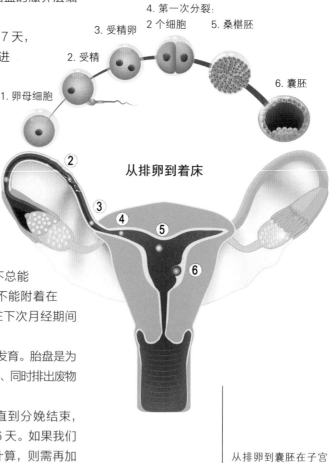

1. 卵母细胞
2. 受精
3. 受精卵
4. 第一次分裂：2 个细胞
5. 桑椹胚
6. 囊胚

从排卵到着床

从排卵到囊胚在子宫内膜着床的过程

怀孕的初期症状

许多女性在怀孕早期会有"怀孕感"，这是体内激素大量变化所引起的。除了月经停止外，还有一系列怀孕的迹象，例如疲劳、孕吐、乳房敏感、频繁尿意、味觉和嗅觉的变化。

停经

如果女性的月经周期是规律的，那么月经的停止是怀孕的一个典型症状。月经停止被称为闭经，通常是怀孕最明显的迹象。然而，需要注意的是，月经推迟可能还有其他原因，例如压力、焦虑、休克、疾病、旅行，甚至是体重减轻。

疲劳

随时感到疲劳和嗜睡是怀孕早期常见的症状。许多女性在吃饭后感到迫不及待地想打个盹儿，或者晚上需要早点上床睡觉。这可能与孕酮有关，孕酮在血液中的水平升高会对机体产生镇定和催眠的作用。

孕吐

怀孕初期，恶心伴随呕吐通常是最令人不适的症状之一。这通常在怀孕的第5周左右出现，但有些女性可能在第2周就开始感觉到恶心。这些症状往往会逐渐减轻，并在怀孕的第15~16周之间消失。

造成恶心的一个可能的原因是血液中的激素水平升高。导致恶心的因素之一是胎盘释放的人绒毛膜促性腺激素（HCG），这种激素被称为"妊娠激素"，验孕时检测到的激素正是它。

乳房敏感

乳房增大和敏感是怀孕早期最早出现的迹象之一。乳房会感到沉重、发痒、乳头会感到疼痛，甚至有刺痛的感觉。这些症状在几周内会逐渐消失。

自囊胚着床开始，胎盘就开始产生一种激素，称为人绒毛膜促性腺激素。这种激素会在怀孕测试中被检测到

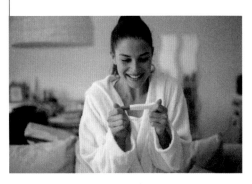

频繁尿意

许多怀孕的女性会感到频繁的尿意，这是由于子宫扩张压迫膀胱所引起的。这种感觉可能从受孕后的第1周就开始出现。

味觉和嗅觉的变化

一些女性经常会感到味觉和嗅觉的变化。之前喜欢的味道或气味现在可能变得令人不适。女性的嗅觉敏感度可能会夸张地增加，从而对某些事物感到排斥，有些女性在吃东西时会感到嘴里有一种金属的味道。

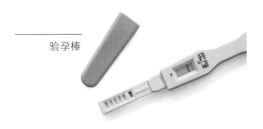

验孕棒

充满变化的阶段

怀孕期间，孕妇的身体和情绪都会经历许多变化。一部分变化是机体内激素分泌的显著增加所引起的。为了以积极的态度应对不适，了解这些变化及其原因是必要的。

身体的变化

在身体内部，有 3 个方面会经历重要的变化：循环系统、呼吸方面和新陈代谢。

在循环系统方面，怀孕会带来巨大的变化。血容量显著增加，到怀孕的 34 ~ 36 周，血容量增加了 40% ~ 50%。心跳加快 20% ~ 40%，血压也会有所变化。到怀孕中期时，血压趋于下降并达到最低水平。

在呼吸方面，怀孕期间，孕妇需要更多的氧气供应。在怀孕的最后 3 个月，子宫的增大会推压膈肌向上移动，膈肌会上升约 4 厘米，但肋骨会因肋间韧带的松弛而扩张，以达到平衡。随着怀孕的进行，孕妇会越来越依赖胸式呼吸。

新陈代谢也会发生变化。由于胎儿需要从母体血液中获取葡萄糖和营养素，母亲的血糖水平可能会下降。当血糖水平下降时，母亲可能会感到饥饿，渴望进食。

在身体外部，最重要的变化是腹部和乳房的增大，尽管指甲、头发和皮肤也会有变化。

自怀孕开始，孕妇便能够注意到，乳房变得更饱满和敏感，乳头也更凸出、颜色更暗。随着怀孕的进行，乳房的血管也变得更加明显和粗大。

此外，指甲和头发可能会生长得更快，头发变得更加坚韧和油腻，皮肤看起来更加柔软和有光泽。其他可能出现在皮肤上的变化包括黑线、痤疮和手脚瘙痒。这些变化许多通常会在分娩后消失。

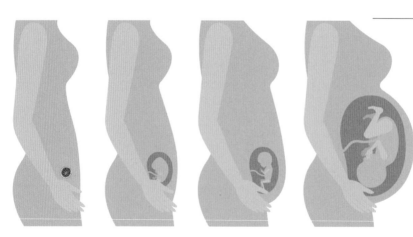

孕期的身体变化

孕期中的一些激素		
激素	作用	效果
人绒毛膜促性腺激素（HCG）	促进卵巢分泌更多的孕酮。阻止月经来潮	被认为是孕吐的原因
孕酮	放松平滑肌并维持怀孕	增强骨盆壁，以备分娩。放松身体的某些韧带和肌肉。使乳房为哺乳做好准备
雌激素	帮助子宫内膜准备好迎接怀孕	保持生殖道、乳房和生殖器官的健康
降钙素	增加维生素 D 的合成并保留钙	维持骨骼和钙的水平稳定
松弛素	放松骨盆的关节	放松宫颈、骨盆的肌肉、韧带和关节
催产素	促进子宫收缩	有助于分娩和哺乳

情绪的变化

在不到 9 个月的时间里，未来母亲的生活将完全发生改变。在这段时间内，经历幸福和兴奋的时刻是正常的，但也会有怀疑、恐惧和担忧的时候。

孕妇的感受会随着情绪的变化而变化。因此，进行柔和的运动、拉伸，参加分娩准备小组，学习正确的呼吸方式，在大自然中散步等都非常重要，这些有助于孕妇保持积极的态度，改善心情，并帮助她们在分娩时感到更自信。

最后，在产褥期，身体上的变化会逐渐消失。在这个新阶段，母亲可能会感到不知所措，因为在情感上，她必须面对关于抚养新生儿以及恢复肌肉张力方面的疑虑和不安。休息、健康的饮食和体育锻炼会对母亲恢复正常状态和享受新生儿的到来有很大帮助。

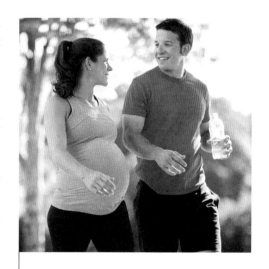

怀孕期间散步和参加体育锻炼可以让人保持积极的心态，改善情绪状态

我将成为母亲

得知自己将成为母亲可能会为女性带来一生中最强烈的情绪冲击。在短短几个月内，未来母亲的生活将会发生巨大的变化，因为婴儿的到来意味着巨大的责任。

成为妈妈：责任与爱

成为母亲的经历始于分娩前的 9 个月。得知怀孕的消息后，女性便会开始体验对正在发育中的生命的爱，尽管直到分娩后一段时间，与婴儿的纽带和母爱才会最终确立。孩子的到来是永久的，无论发生什么。未来母亲的生活将会彻底发生改变，因为照顾孩子通常会占据日常生活的重要部分，所以其他很多事情都开始变得不那么重要。

随着孩子的成长，做母亲不仅意味着喂养、穿衣和爱护他们，母亲和父亲也会成为孩子们的榜样。

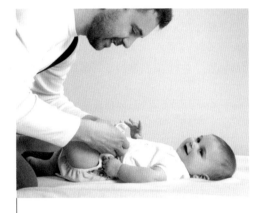

通过照料和婴儿建立起
非常积极的联系

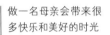

做一名母亲会带来很
多快乐和美好的时光

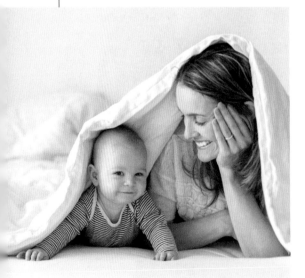

伴侣的作用

孕妇从发现怀孕的第一刻起就与伴侣分享怀孕的过程，能让他们感到这一美妙经历与己相关。此外，伴侣积极参与整个怀孕过程有助于从一开始就与未来的宝宝建立联系。

如果准妈妈决定独自完成怀孕，或者在这几个月里没有能协助她的人，那么可以寻求分娩助手或私人助产士的帮助。分娩助手会在整个怀孕、分娩和产后过程里向女性提供情感支持。

怀孕、分娩和产后是充满变化的几个月，女性需要得到支持和理解。无论是伴侣、助产士、亲人还是朋友，他们都可以在情感上为女性提供巨大帮助。

分娩

分娩是一项繁重的工作，但它可以以愉快的方式进行，这取决于孕妇是否适当地分泌出3种必不可少的激素：催产素、内啡肽和肾上腺素。

催产素被称为"爱的激素"，在整个怀孕期间都以小剂量在下丘脑中产生，并在分娩临近时逐渐增加。它与催乳素一起控制子宫的收缩，同时调节母亲的行为、依恋感和同理心。

内啡肽是一种阿片类物质，可以缓解疼痛和促进放松。为了分泌这种激素，孕妇在舒适、私密的环境中分娩非常重要。

最后，肾上腺素是分娩期必要的激素。在婴儿出生前的最后几次宫缩中，它的水平最高。它能让产妇保持警觉并在分娩时最高程度地维持精力。

成为母亲意味着生活方式的改变。婴儿的降生需要母亲有很强的适应能力，并在孩子生命的最初几年里，花大量的时间来照顾他（她）。婴儿需要充满爱的照料和鼓励，这样才能和他（她）建立起牢固的关系，这种关系对婴儿的大脑正常发育至关重要。

给准妈妈的建议

为了使分娩成为一种自然和积极的体验，有必要了解在分娩这一美妙时刻会发生什么。另外，选择一种分娩方式能让产妇在分娩时拥有必要的生理和心理帮助。

在生活方式方面，女性将面临新的挑战，因此这是照顾自己的绝佳时机。在决定要孩子之前，一个很好的开始就是改变不健康的习惯，并培养能促进健康、增强活力的习惯，这包括但不限于如下方面。

饮食。饮食必须是多样和均衡的。需要减少加工食品的摄入，增加水果、蔬菜和高纤维食物的摄入。

戒烟、戒酒。现在是戒烟的好时机，因为吸烟可能会影响胎儿。饮酒在怀孕的最初几周就会带来风险。

运动。锻炼身体是预防疾病的最佳方式。它不仅对身体有很多好处，比如保持健康体重、增加灵活性和耐力，还对心理健康有益，能够提高自尊心、改善情绪和增强幸福感。

第二章　解剖学和生理学

为了理解要进行的运动和拉伸，我们需要掌握构成骨骼和肌肉系统的基本解剖学知识；同时，了解呼吸系统的运作有助于更加有意识地呼吸。

本章介绍基本解剖学和生理学知识，以帮助准妈妈们理解怀孕和产后期间身体、心理和情感方面的变化。这些变化将在本章中根据怀孕的阶段进行说明。

骨骼系统

骨骼系统是由一系列骨头组成的结构，给人体提供结构支撑并能保护器官。它与肌肉系统一起负责人体的运动。骨骼系统中包含两个基本骨骼结构：脊柱和骨盆。这两个结构在怀孕和分娩期间会发生变化，因此了解它们非常重要。

脊柱

脊柱是一种纵向骨性结构，位于头骨和骨盆之间。它的任务是保护脊髓，在身体姿势中提供支撑，并帮助维持重心。

脊柱由 33 块椎骨组成，在人成年后，有 9 块会融合形成骶骨和尾骨，因此仅剩下 26 块椎骨。根据椎骨的结构，脊柱可分为 5 个区域：颈椎有 7 块椎骨，胸椎有 12 块椎骨，腰椎有 5 块椎骨；骶椎有 5 块相互融合的椎骨，尾椎有 4 块相互融合的椎骨。

在椎骨之间有椎间盘，它们是一些由纤维软骨构成的垫子，除了具有耐压性外，还使身体具有柔韧性并发挥缓冲作用。

脊柱的 4 个生理弯曲：颈椎弯曲、胸椎弯曲、腰椎弯曲及骶椎弯曲。颈椎和腰椎区域凸向前，称为脊柱前凸；而胸椎和骶椎区域凸向后，称为脊柱后凸。

脊柱可以进行四种运动：前屈、后屈或伸展、侧屈和旋转。运动的幅度取决于椎间盘的厚度和椎体的形状。

孕妇脊柱的变化

随着胎儿的成长，孕妇的腹部朝前凸出，使重心发生变化并改变了脊柱的曲度。为了适应这些变化，渐渐地，孕妇的腰椎会更向前凸，背部则会更向后凸。

椎体和背部肌肉的超负荷可能会导致腰痛、骨盆疼痛和坐骨神经痛。背部肌肉出现挛缩也可能导致背痛。孕妇注意自己的体态并在站立和坐姿时保持良好的姿势，可以避免这些问题的发生。

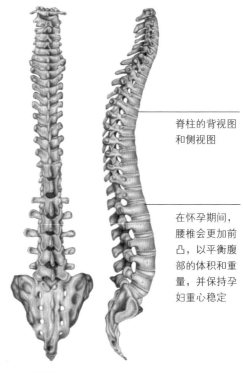

脊柱的背视图和侧视图

在怀孕期间，腰椎会更加前凸，以平衡腹部的体积和重量，并保持孕妇重心稳定

骨盆

骨盆是一种形状像大环的骨骼结构。它由 4 块骨头组成：左右 2 块髋骨、骶骨和尾骨。每块髋骨又是由髂骨、坐骨及耻骨组成的。

骨盆是连结脊柱和下肢之间的盆状骨架。由于其在怀孕和分娩中的作用，女性骨盆的结构与男性不同。

身体重心是指整个身体各部分所受重力之合力的作用点，它位于骨盆中。在怀孕期间，骨盆会自然地向前旋转，导致骨盆前倾，使得髋屈肌、股直肌和竖脊肌缩短。此外，孕激素和松弛素的作用使骨盆的韧带更松弛，增加了肌肉、关节和韧带的灵活性。分娩时骨盆形态的变化有助于婴儿通过产道。

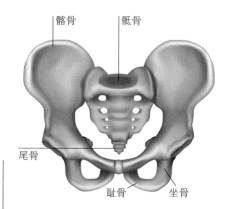

骨盆由左右髋骨（由髂骨、耻骨和坐骨组成）、骶骨和尾骨组成

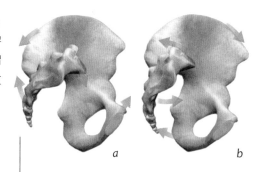

骨盆内部运动：a. 前屈运动，b. 后屈运动

分娩时骶骨会进行前屈运动。这是一种重要的运动，通过该运动，尾骨会远离耻骨并略微上升，而骶骨的上部会向前倾斜。骶骨的这种倾斜有利于婴儿的头通过骨盆的上部。

骨盆的外在运动是指那些与骨盆其他相邻结构有关的运动。

在矢状面上，当髂前上棘向下并向前移动、而腘绳肌向后移动时，骨盆会前倾，从而增加腰椎弯曲。骨盆后倾时则正相反，髂前上棘向上并向后移动、而腘绳肌向前移动，腰椎弯曲减少。

在额状面上，骨盆可以内倾或外倾。在这两种运动中，骨盆会在髋部上方侧向抬高。

在水平面上，骨盆可以围绕髋关节水平旋转，进行内旋和外旋。

骨盆的运动

骨盆的运动分为两组：内在运动和外在运动。

骨盆的内在运动是指仅依靠骨盆自身关节就能完成的运动。例如，在矢状面（侧面）观察到的骶髂关节的前屈和后屈运动。

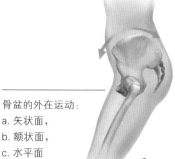
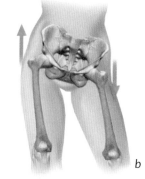
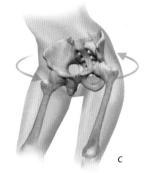

骨盆的外在运动：
a. 矢状面，
b. 额状面，
c. 水平面

肌肉系统

根据细胞结构和位置，人体内的肌肉分为 3 类：心肌、平滑肌和骨骼肌。本节中，我们只研究骨骼肌，因为它们负责人体的运动。

骨骼肌

骨骼肌，也称为横纹肌或随意肌，由具有收缩能力的组织组成，这种组织使骨骼能够移动。骨骼肌调整它的位置，从而使身体能摆出不同的姿势。骨骼肌能够稳定关节，使我们保持直立。

每个骨骼肌的基本单位是肌纤维。这些细胞是长条状的，表面有横纹，被一种名为肌内膜的结缔组织筋膜或肌筋膜组织包裹。

除了肌筋膜，在肌肉中还有两种纤维结缔组织：腱膜和肌腱。腱膜是由胶原纤维组成的扁平薄膜，与肌腱一样能将肌肉附着在骨骼上。肌腱是一种让骨骼肌与骨骼相连的结缔组织，肌腱将肌肉的收缩力传递到骨骼上，从而使运动成为可能。

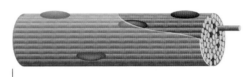

肌纤维由肌原纤维、肌纤维膜、肌浆和细胞器构成

运动

我们能够运动是因为肌纤维具有收缩能力。肌纤维包含的肌原纤维由功能性的收缩单元——肌节构成。当肌肉由于缺乏运动或者频繁保持不正确的姿势而缩短时，肌节数量会减少。相反，当我们经常做拉伸运动时，肌肉会产生更多的肌节，从而变长。

肌肉收缩是一种过程，肌肉在此过程中会紧张，导致长度的变化（等张收缩）或者长度不变（等长收缩）。

等张收缩是身体活动、体育运动和日常生活中最常见的肌肉收缩形式，可分为向心收缩和离心收缩。向心收缩是指肌肉缩短、肌肉的起点和止点靠近的情况，比如用肱二头肌举起重物。离心收缩是指肌肉拉长并制动的情况。

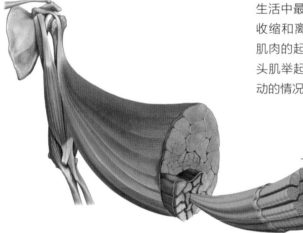

肌纤维被肌内膜包裹，肌纤维聚集形成肌束，肌束被肌束膜包裹。许多肌束构成肌肉，其被肌外膜包裹。肌肉与肌腱相融合，附着在骨骼上

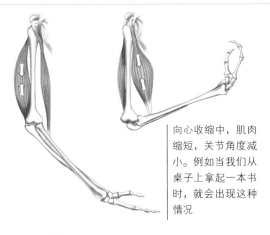

向心收缩中，肌肉缩短，关节角度减小。例如当我们从桌子上拿起一本书时，就会出现这种情况

腹壁

腹腔位于肌肉结构之间：上方是将腹腔与胸腔隔开的膈肌，下方是盆底肌和构成腹壁的肌肉。

构成腹壁的肌肉可以分为 3 个区域：后区（腰方肌、腰大肌和髂腰肌）、侧区（腹横肌、腹外斜肌和腹内斜肌）、前区（腹直肌和锥状肌）。这些肌肉不仅可以保护腹部内脏器官，还可以帮助我们保持正确的姿势，稳定骨盆和腰椎。此外，它们还参与核心屈曲、旋转和侧屈运动。

在怀孕期间，子宫的扩张会引起腹部肌肉的拉伸。通常情况下，腹壁可以承受这种扩张，但有些情况下，腹直肌之间的间隙过大，导致腹直肌分离。这种情况在怀孕期间可能会自然发生。通常情况下，在分娩后的 8 周内，

腹直肌分离问题可以逐渐解决。如果仍然存在分离问题，可以进行低压运动和加强腹直肌的练习以进行康复。

盆底肌

盆底肌由多层肌肉和结缔组织构成，能够支撑盆腔和腹部器官，并从下方封闭腹腔。除了承托器官外，它还参与控制大小便。

在盆腔内，器官可以分为 3 个区域：前区（包括膀胱和尿道）、中区（包括子宫和阴道）和后区（包括直肠、肛管和括约肌）。

在怀孕期间，子宫的扩张对骨盆底产生了很大的压力。此外，怀孕期间分泌的激素（如松弛素）会使骨盆区域和腹部区域的韧带过度松弛。

在怀孕和产后阶段，需要通过轻度锻炼来强化盆底肌，这有助于避免子宫脱垂和尿失禁等问题。

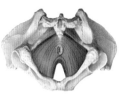

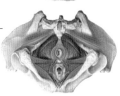

盆底肌位于耻骨和尾骨之间，是封闭骨盆底的肌肉和结缔组织

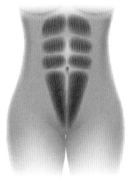

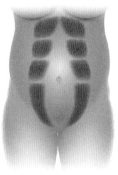

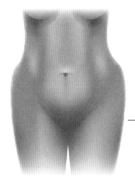

腹直肌分离是由腹白线被拉长导致的，通常会在怀孕的最后阶段自然发生

身体的肌肉

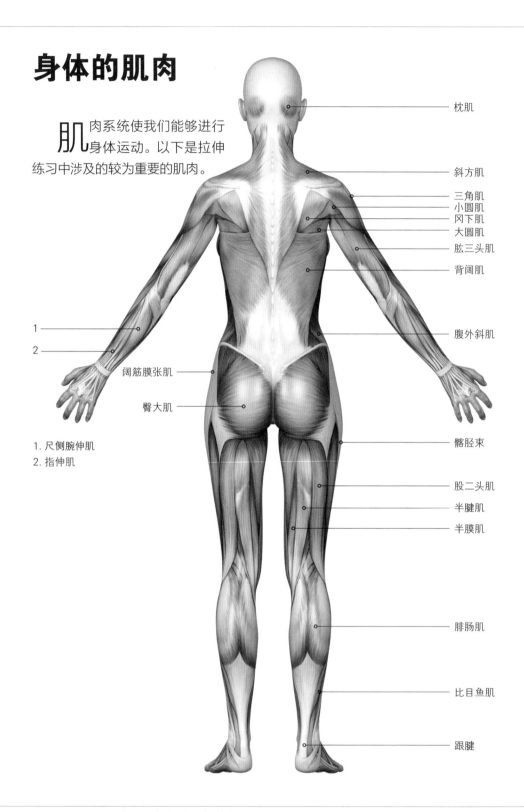

肌肉系统使我们能够进行身体运动。以下是拉伸练习中涉及的较为重要的肌肉。

枕肌

斜方肌

三角肌
小圆肌
冈下肌
大圆肌
肱三头肌

背阔肌

腹外斜肌

1

2

阔筋膜张肌

臀大肌

1. 尺侧腕伸肌
2. 指伸肌

髂胫束

股二头肌
半腱肌
半膜肌

腓肠肌

比目鱼肌

跟腱

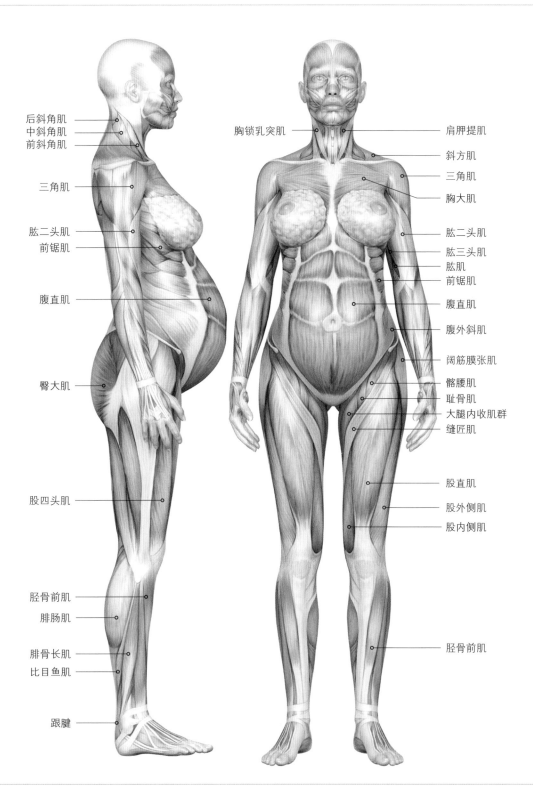

后斜角肌
中斜角肌
前斜角肌

三角肌

肱二头肌
前锯肌

腹直肌

臀大肌

股四头肌

胫骨前肌
腓肠肌

腓骨长肌
比目鱼肌

跟腱

胸锁乳突肌

肩胛提肌
斜方肌
三角肌
胸大肌

肱二头肌
肱三头肌
肱肌
前锯肌
腹直肌

腹外斜肌

阔筋膜张肌
髂腰肌
耻骨肌
大腿内收肌群
缝匠肌

股直肌
股外侧肌
股内侧肌

胫骨前肌

呼吸系统

呼吸系统和心血管系统协同作用，为我们的身体提供氧气并将二氧化碳排出。在怀孕期间，由于激素和解剖学意义上的变化，呼吸系统会受到影响。

呼吸系统的器官

呼吸系统由一些空腔器官（口、鼻、咽和喉）及一些通道（气管、支气管和细支气管）组成，这些通道从肺部外部传递空气到肺部内部。

呼吸系统的结构可以分为呼吸道和肺。

呼吸道是指鼻、咽、喉、气管和主支气管。这些器官的主要功能是运送空气，并促进空气进入肺部。它们还具有其他功能：鼻腔过滤、加热和加湿空气；喉部防止食物进入气管，并引导空气进入气管；支气管将空气分配到两肺。

肺是由弹性组织、第二级支气管、第三级支气管和细支气管组成的器官。第二级支气管、第三级支气管和细支气管构成支气管树。细支气管最终通向肺泡。肺泡是一些直径约 0.3 毫米的小囊，它与血液之间进行气体交换。在呼吸过程中，氧气通过肺泡内的微小毛细血管进入血液，而二氧化碳则通过这些毛细血管进入肺泡，在呼气时被排出。

在气体交换过程中，吸气时，膈肌收缩并向下移动

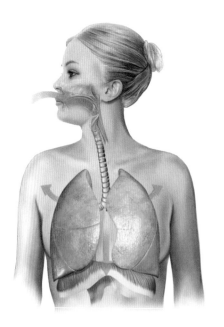
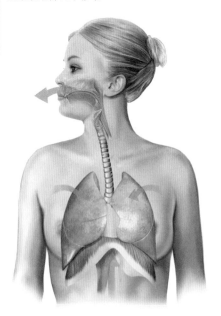

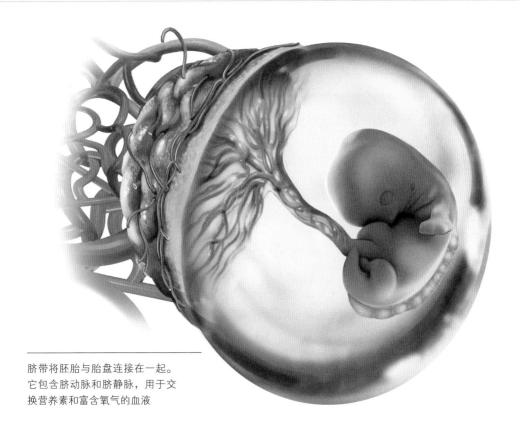

脐带将胚胎与胎盘连接在一起。
它包含脐动脉和脐静脉，用于交
换营养素和富含氧气的血液

呼吸肌

最重要的呼吸肌包括膈肌、肋间肌和腹
肌。

在吸气过程中，膈肌和肋间肌是重要的
呼吸肌。膈肌收缩并向下移动，空气进入肺
而肋间外肌提升肋骨和胸骨，从而扩大胸腔。
胸腔的增大会产生负压，从而使空气被吸入
肺部。

呼气是自然而然发生的。参与吸气的肌
肉放松，胸腔收缩后，肺作为一种弹性组织恢
复其形状。腹部肌肉参与有意识的、强制性的
呼气。

怀孕和呼吸

在怀孕期间，子宫的增大会推压肠道器
官，使得膈肌向上移动约 4 厘米。这会导致
胸廓前后直径和横径增加，肋骨向前和向侧面
伸展。因此，在怀孕的最后 3 个月，孕妇会
越来越注意到呼吸位于胸腔，并且吸气和呼气
都更浅也更频繁。

在整个怀孕期间，注重呼吸对孕妇来说
非常重要。从自然呼吸开始练起，并练习膈肌
呼吸和胸式呼吸，有助于孕妇达到更好的血氧
饱和度，并恰当地排出二氧化碳。通过积极地
关注呼吸，尤其是呼气时，可以强化吸气肌、
扩张胸廓、增大肺活量。此外，呼吸训练还可
以帮助我们学会放松，并为分娩做好准备。

怀孕的阶段

怀孕分为 3 个阶段，在这些阶段中，会发生许多身体和情绪上的变化。分娩后迎来产褥期，这是产妇适应新生儿并回归正常身体状态的时间段。产褥期代表了一个新的充满变化的时期。

第一阶段

第一阶段包括怀孕的前 13 周。可以从最后一次月经的第一天开始计算怀孕。孕期一般持续 40 周。

身体变化

这个阶段孕妇的体重变化不大，增加的重量通常在 0.9 ~ 1.8 千克之间。到本阶段结束时，胎儿的体重约为 650 克。

这个阶段，孕妇的乳房会发生变化，变得更加肿胀和敏感，乳头可能会变厚，乳晕颜色可能会变得更深。孕妇可能会出现孕吐的情况，并从第 12 ~ 13 周开始需要更频繁地排尿。

情绪

情绪方面，疲劳、孕吐和激素变化可能会让未来的母亲感到疲惫和烦躁。孕妇可能也会担心身材的变化。许多孕妇在感到幸福的同时也会感到困惑和情绪波动。

第二阶段

这一阶段包括怀孕的第 14 ~ 27 周。在这个阶段，孕妇已经开始肉眼可见地显示出怀孕的迹象。

身体变化

这个阶段孕妇的体重会增加约 5.4 千克。子宫和腹部逐渐增大。到本阶段结束时，孕妇的腹部已经明显凸出。由于子宫变大，孕妇可能会出现便秘、消化不良和胃酸等问题。此外，腹部的重量和体积可能会导致背痛、腿部抽筋并让骨盆感到压力。

情绪

孕妇不再感到恶心，并且已经适应了她的新状态。这几个月内，她会逐渐恢复力量，不会那么疲倦。她可能会感到更加幸福，并且逐渐感受到胎动，从而感受到子宫内胎儿的存在。

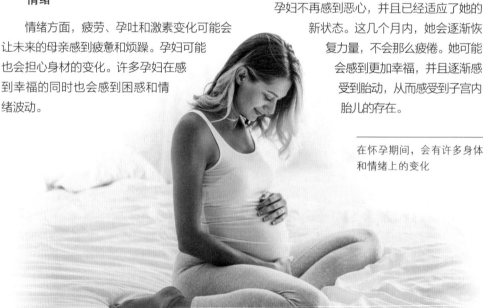

在怀孕期间，会有许多身体和情绪上的变化

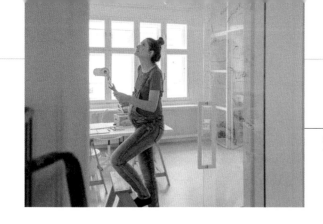

在怀孕的第三阶段，孕妇可能会出现母性本能

第三阶段

这一阶段包括怀孕的第 28 ~ 40 周。

身体变化

这一阶段体重的增加因人而异，通常会增加 4.5 ~ 5.4 千克。如果初始体重在正常范围内，到怀孕结束时，体重将增加 9 ~ 15 千克。许多孕妇在这个阶段感觉良好，但体重的增加可能会导致腿部有沉重感。胸部也会显著增大，还可能出现水肿。从第 37 周开始，可能会出现假性宫缩。

情绪

孕妇可能会出现对分娩的恐惧，以及对胎儿健康状况的一些担忧。这些恐惧在怀孕后期很正常。一方面，未来的妈妈开始想到要与已经在她腹中待了 9 个月的胎儿分离；另一方面，她也会幻想把婴儿抱在怀里并感到喜悦。

产褥期

产褥期是指分娩后的 6 周时间，这是机体从怀孕和分娩中恢复，以回到孕前状态的时期。

身体变化

分娩后，腹部会变得松弛而膨隆，但这在接下来的几个星期中会慢慢恢复。母乳喂养会促使催产素的分泌，催产素能刺激乳汁的分泌，还能促进子宫收缩并恢复到正常状态。子宫蜕膜会以月经的形式逐渐脱落。

情绪

在分娩后，激素水平会大幅下降，产妇可能会出现悲伤、易怒、抑郁和焦虑的情绪。分娩后的前几天产妇需要休息，专心照顾婴儿和自己。伴侣的帮助和周围人的理解对产妇快速恢复至关重要。

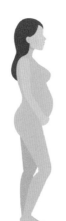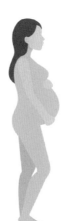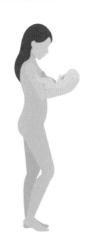

怀孕和产褥期阶段

胎儿发育过程

在怀孕约为 40 周的时间内，胎儿的发育将经历 3 个时期：先是胚胎前期，包括怀孕的前 3 周；接着是胚胎期，从第 4 周到第 8 周；最后是胎儿期，从第 9 周一直持续到怀孕结束。

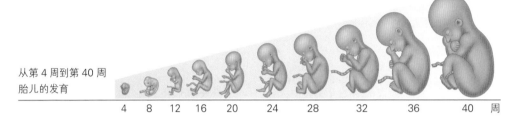

从第 4 周到第 40 周胎儿的发育

通常，为了计算怀孕的时间，会从最后一次月经的第一天开始计算周数。由于受孕往往发生在排卵期间，实际上胎儿的年龄要比怀孕周数小约两周。例如，如果我们处于怀孕的第 12 周，胎儿实际年龄为 10 周左右。

接下来，我们将按照怀孕周数描述胎儿的发育。

第 4 周到第 7 周

在怀孕的第 4 周，胚胎（囊胚）只存活了两周，长为 0.36 ～ 1 毫米。

随着时间推移，大脑和脊柱开始发育，还可以逐步观察到极其微小的肝脏、肾脏和心脏。

从第 6 周开始，胚胎看起来像一只蝌蚪。在这周中，肝脏和肾脏继续发育，神经管关闭，原始消化系统开始形成，四肢也开始出现微小的轮廓。在这周末尾，循环系统开始运作。

在第 7 周，胚胎长为 4 ～ 5 毫米，这个长度是从头顶到脊柱末端的距离。在这周，人体的主要器官，如肝脏、肾脏、肺、心脏、肠道和生殖器官将完成形成。

第 8 周到第 11 周

在怀孕的第 8 周，胚胎处于生命的第 6 周。胚胎长为 14 ～ 20 毫米，头仍比身体大，可以看到眼睛、眼睑、鼻子、嘴巴和耳朵。手臂和腿已经变长，开始形成一些关节。胎动已经开始，尽管这还不能被孕妇觉察到。

在怀孕的第 9 周和第 10 周，胚胎逐渐变成人形，已经被认为是胎儿。在第 10 周末，可以区分出手指和脚趾。脸上有眼睛和鼻子，牙龈也开始形成。许多内脏器官开始运作，心脏几乎发育完全。

在怀孕的第 11 周，胎儿重约 8 克，长为 44 ～ 60 毫米。在这周末尾，其重要器官已经发育完全。

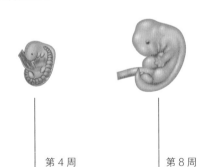

第 4 周 第 8 周

在怀孕的第一阶段，宝宝最容易受到伤害。为了避免可能会引起异常情况的因素，孕妇用药前一定要咨询医生（有些药物孕妇禁用），并且要做到不饮酒和不吸烟，不接触某些疾病（如风疹）也十分重要。

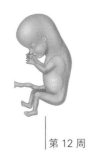

第 12 周

怀孕第9周的胎儿。胚胎已经开始呈现出婴儿的形态

第 12 周到第 15 周

从怀孕的第 12 周开始，拥有 10 周生命的胎儿已经完全形成。长约为 61 毫米，可以活动手指和脚趾，微笑，甚至吮吸手指。现在，胎儿需要继续生长，器官将逐渐成熟和发育。

在怀孕的第 13 周，胎儿的重量为 13 ～ 20 克。肝脏开始分泌胆汁，胰腺开始分泌胰岛素。

在怀孕的第 14 周，进入怀孕的第二阶段。未来的宝宝将在一周时间内从本周初的 25 克体重生长到 50 克。在第 15 周，其神经系统开始起作用，内耳继续完善，眉毛和头发开始生长。此外，胎儿可以做出吮吸动作。此阶段胎儿的皮肤几乎是透明的，作为其皮肤保护层的胎毛开始生长。

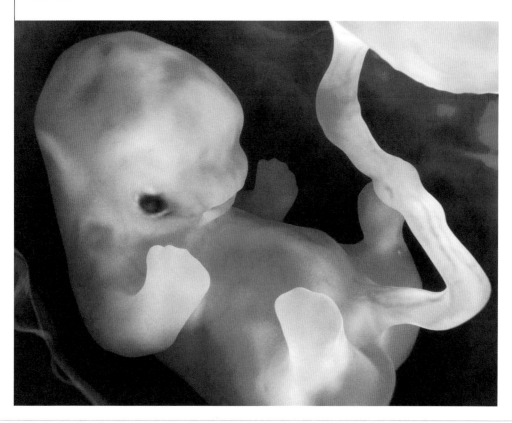

第 16 周到第 19 周

在第 16 周，胎儿的长为 108 ~ 116 毫米，手臂和腿已经形成，骨骼开始积累钙（骨化过程）。未来的宝宝可以协调自己的动作，尽管胎动还不被察觉。

在第 17 周，胎儿重约 100 克，长为 11 ~ 12 厘米，发育速度很快。胎儿皮下脂肪的积累为其保暖并提供营养。胎儿头发越来越多，已经可以辨认出手和脚的指（趾）甲。

在第 18 周，肺泡开始形成。在这几周内，胎儿开始在羊水中活跃地自由活动。孕妇最有可能在第 17 ~ 20 周开始注意到胎儿的运动。

在第 19 周，神经开始被髓鞘覆盖，以增加神经脉冲的速度。此外，在这一周，肠道开始分泌胃液。

第 20 周到第 23 周

在怀孕的第 20 周，胎儿已经有 18 周的生命，已经完成了一半的孕育过程。胎儿仍然很小，长为 14 ~ 16 厘米，重约 255 克。在这一周，感官开始发育。胎儿可以听到母亲的声音。

在第 21 周，胎儿可以吞咽和消化羊水。重约 300 克。

在第 22 周和第 23 周，胎儿的身体逐渐匀称。皮肤不再那么透明，尽管仍然可以看到血管和骨骼。耳朵变得越来越灵敏，可以分辨出来自子宫外部的噪声。胎便，也就是胎儿的第一次粪便，在肠道内形成。在第 23 周，胎儿重约 455 克，长约 22 厘米。在这几周内，可以用听诊器听到胎儿的心跳。

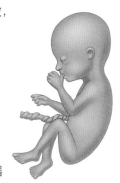

第 20 周

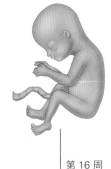

第 16 周

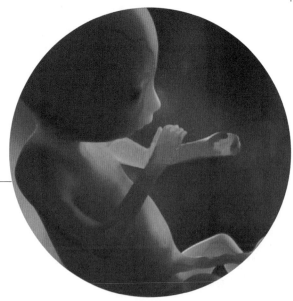

怀孕第 16 周。胎儿的胳膊和腿已经形成。可以透过皮肤看到血管

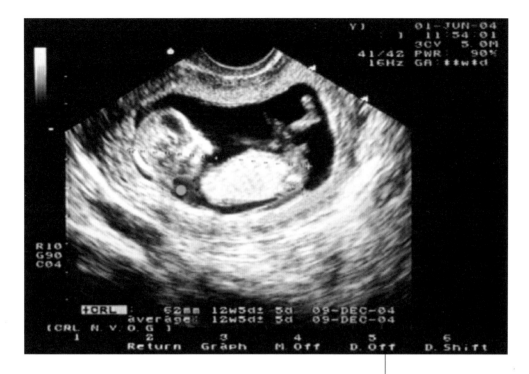

Y]   01-JUN-04
)   11:54:01
             3CV 5.0M
41/42 PWR   90%
16Hz   GA:tttd

R10
G90
C04

+CRL   :   62mm 12w3d± 5d   09-DEC-04
 average   12w5d± 5d   09-DEC-04
[CRL N.V.O.G]
   1   2   3   4   5   6
          Return Graph M.Off   D.Off   D.Shift

第 24 周到第 27 周

在第 24 周，胎儿的骨髓开始生成白细胞。尽管胎儿的肺已经发育，但仍未发育到足够的程度。如果现在出生，胎儿在新生儿科有 20% ~ 25% 的存活概率。这一周，胎儿重约 540 克。

在第 25 周，胎儿长约 22 厘米，重约 700 克。肺继续发育，鼻孔开始张开，口腔和嘴唇周围的神经越来越敏感。

在第 26 周，胎儿的眉毛和睫毛已经形成，眼睛发育完毕。胎儿可以吸气和呼气。此外，胎儿会对声音做出反应，心跳加快，响亮的声音可能使其受到惊吓。这周胎儿重约 910 克，长约 23 厘米。

在第 27 周，未来的宝宝可以察觉到光线的变化，其视网膜开始形成并开始睁开眼睛。味蕾能够充分运作，吮吸手指是胎儿的最佳消遣方式之一。这周，胎儿重约 1 千克，长约 24 厘米。

胎儿超声检查是一种利用高频声波进行诊断的技术，可以了解未出生胎儿的健康状况

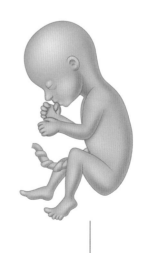

第 24 周

第28周到第31周

在第28周开始进入孕期的第三阶段。胎儿能够呼吸空气，如果出生，尽管呼吸有困难，但仍有存活的可能。肌肉张力有所提高。在这周的末尾，胎儿重约1.1千克，长约25厘米。

接下来的两周，即第29周和第30周，胎儿继续迅速成长，大脑和肺部逐渐发育成熟。头发变得更加浓密，脚指甲也在生长。眼睛睁开可以区分自然光和人工光。骨骼继续变硬，头和身体的比例逐渐协调。到第30周末，许多胎儿已经在子宫内头朝下。胎儿长约27厘米，重约1.36千克。

在第31周，相比前几周，胎儿的生长略有减缓。尽管如此，胎儿仍在不断增长和增重。在活动时，眼睛会睁开，在休息时则会闭上。这周胎儿的长约为28厘米，重约1.59千克。

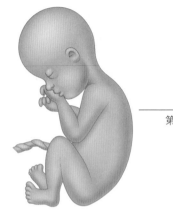

第28周

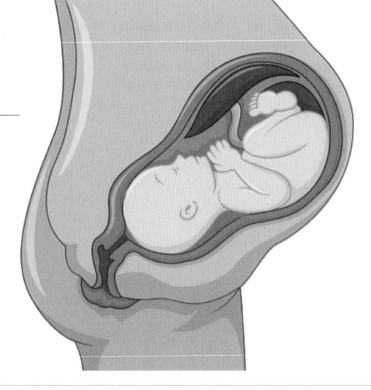

在怀孕的第36周，大多数胎儿头朝下，这是出生时的体位

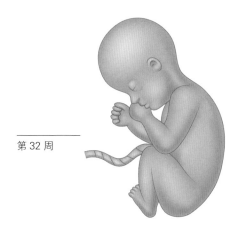

第 32 周

第 36 周到第 40 周

在怀孕的第 36 周，胎儿重约 2.75 千克，长约 34 厘米。胎儿的体积已经很大，子宫内剩余的空间越来越小。胎儿的运动将变得更加有力，孕妇可以感觉到胎儿的身体部位，如脚或肘部。

在第 37 周和第 38 周，胎儿已经发育成熟并准备好出生。除了上臂和肩膀以外的胎毛逐渐消失。所有器官都已发育完备，可以随时分娩。胎儿长约 35 厘米，重量在 2.9 ~ 3 千克。

在怀孕的第 39 周和第 40 周，缺乏空间等因素导致激素水平发生变化从而引发分娩。肠道内已经累积了被称为胎便的废物，婴儿会在分娩前或分娩后排出它。

在怀孕末期，婴儿的大小可能会有很大差异，长为 37 ~ 38 厘米，其从头到脚的最终长约为 48 厘米。婴儿出生时拥有约 300 块骨头，一些骨头会逐渐融合，直到成年。

第 32 周到第 35 周

在怀孕的第 32 周，胎儿重约 1.8 千克，长约 29 厘米。胎儿可以左右摇头，尽管仍然会睁开和闭上眼睛，但几乎 90% 的时间都在睡觉。

在第 33 周和第 34 周，胎儿长为 30 ~ 32 厘米，重达 2 千克以上，子宫内剩余的空间已经不多，因此胎儿的动作不再那么灵活。这给母亲的感觉更像是一种摇晃或者密集的运动。母亲在白天的活动可能会影响胎儿的运动活跃程度。

在第 35 周，胎儿已经很成形。其神经系统、消化系统和肺部几乎成熟。如果未来的宝宝在这周出生，他们可以存活下来。

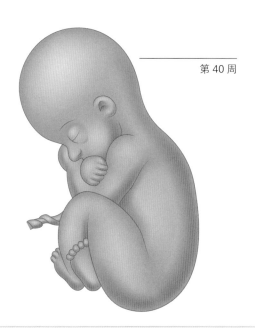

第 40 周

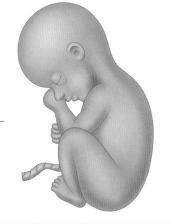

第 36 周

第三章　拉伸

在怀孕期间进行拉伸运动可以缓解关节疼痛，改善身心状态。

本章将介绍拉伸运动的基础和解剖学知识，以及如何实践。我们将全方位讲解拉伸运动所需的时间、空间、道具，以及如何安排一节训练。

此外，还会介绍正确的坐姿和站姿。这些姿势将是一些练习的起始姿势。适当练习可预防背痛、髋痛和腰痛。

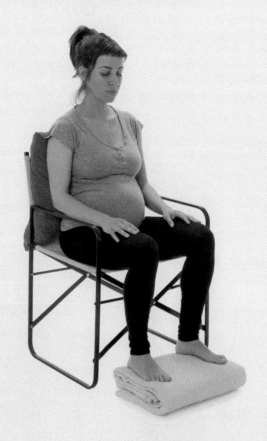

灵活性和拉伸类型

拉伸是一种可以提高身体灵活性并对肌肉和关节产生积极影响的运动。良好的灵活性有助于增加运动幅度。

拉伸和灵活性

拉伸是一种可以用身体的任何部位进行的运动，意味着将肌肉拉伸到超出其生理休息位。频繁进行拉伸可以提高肌肉的柔韧性，同时提高关节的运动范围。

灵活性是指关节在特定方向内可以实现的运动幅度。内部和外部因素是限制灵活性的两个因素。

内部因素是指与身体及其特征有关的因素。影响灵活性的主要身体因素包括肌肉、肌腱、韧带的弹性，以及相关关节的灵活性。

肌肉弹性是指肌肉被拉伸后恢复到初始位置的能力。肌肉弹性的大小决定了柔韧性的大小。

肌腱是结缔组织束，将肌肉与骨骼连接。肌腱没有收缩功能，但具有弹性。

韧带是纤维带，将两块骨头连接在一起。韧带具有本体感觉的敏感性，因此，它们允许运动，但也会限制过度的或强制的运动。

关节位于两块骨头之间，使它们可以相互移动。拉伸练习能够增加肌肉的可拉伸程度，从而提高关节的灵活性。

除了身体结构，还有其他内在因素限制灵活性，如性别、年龄、过往的损伤、生活方式、错误的姿势或长期保持的不良姿势。

外在因素是指外部环境因素。温度是增加灵活性最重要的因素。在拉伸之前进行热身运动很重要，因为在温暖的环境下肌肉和组织更容易变得柔韧。

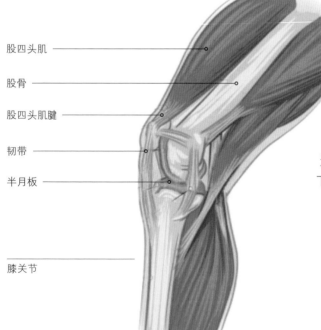

股四头肌

股骨

股四头肌腱

韧带

半月板

膝关节

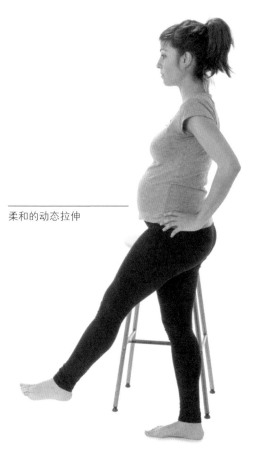

柔和的动态拉伸

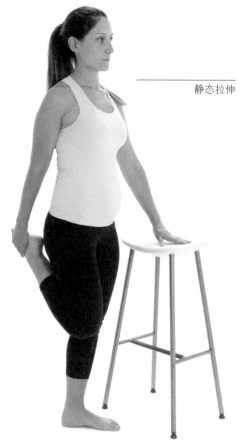

静态拉伸

拉伸的类型

存在不同类型的拉伸。在本书中，我们将介绍静态拉伸和轻柔的动态拉伸运动。

静态拉伸是指肌肉拉长到一定程度时，保持一段时间内不动的拉伸方式。

动态拉伸是通过有控制的摆动完成的。动作速度应该缓慢，以便拉伸在孕妇的注意下持续而柔和地被完成。

在本书中，动态拉伸运动将用于热身，以进行静态拉伸运动。

弹震式拉伸运动是一种动态拉伸运动，运动速度较快，动作末尾存在反弹。这种拉伸运动在怀孕期间很可能导致受伤，因此不建议孕妇进行。

拉伸练习

拉伸练习可以增强肌肉力量，减轻特定部位的疼痛，提高我们的灵活性。为此，我们需要经常进行拉伸练习。

练习的频率和持续时间

建议每天进行一次拉伸运动，每周可以休息 1 ~ 2 天。少于每周 3 次的锻炼效果不佳，无法取得期望获得的益处。如果没有锻炼习惯，15 ~ 20 分钟的运动可能已经足够。最好将拉伸练习与柔和的运动或散步相结合。

合适的空间

为了更好地进行拉伸运动，应选择一个安静、温度适宜的场所。在拉伸运动和放松时要避免受凉，注意保持体温以预防受伤。此外，锻炼的时间也会影响我们的拉伸练习，身体通常在下午比早晨更加灵活。

散步是可以在拉伸前进行的热身运动

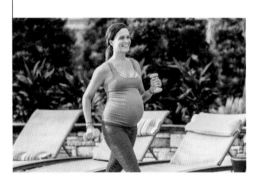

必备用具

为了能够舒适正确地进行拉伸，建议使用以下用具。

- 防滑瑜伽垫
- 毛毯和垫子或抱枕
- 稳定牢固的椅子
- 弹力带
- 瑜伽砖或矮凳

同时，建议孕妇穿着舒适轻便的衣服，以便于活动。

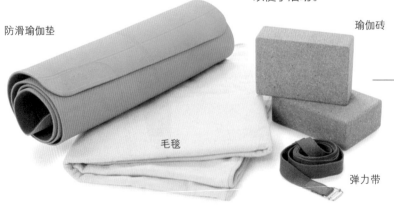

防滑瑜伽垫

瑜伽砖

进行拉伸练习的基本用具

毛毯

弹力带

⚠️
◆ 在疲劳时不应进行拉伸。

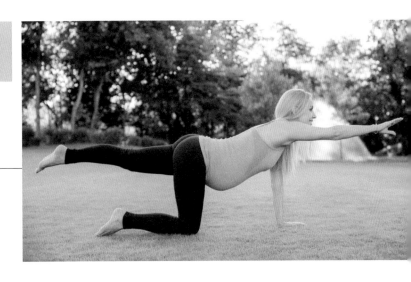

如果天气允许，在户外进行拉伸是一个不错的选择

拉伸顺序

进行拉伸练习时，肌肉必须处于热身后的状态，以避免受伤。热身是必要的准备阶段，持续 10 ~ 15 分钟，可以包括一些轻柔的练习，如散步或骑静态自行车；也可以进行动态拉伸，例如转动手臂或摆动髋部。

下面是推荐的拉伸练习的顺序。

1. 伸展四肢，活动外周关节

首先，可以通过舒展全身进行柔和的拉伸，这有助于加深呼吸和注意自己的身体。接下来，进行轻柔的手脚关节动态运动和头部运动。

2. 活动大关节的轻松动态拉伸

接下来，我们进行肩膀、髋部和脊柱的动态运动。最后，建议缓慢地原地踏步，不要离开原地或在场地内移动。

3. 静态拉伸

静态拉伸应该根据孕妇所处的怀孕阶段，按照一定的顺序进行。

静态拉伸涉及更加局部的肌肉，可以从拉伸同一组肌肉开始。

拉伸运动应该缓慢进行，千万不要超过自己的极限或感到疼痛。

4. 呼吸和肌肉放松技巧

结束拉伸课程后，建议进行几分钟的放松练习。可以通过深呼吸来释放身体的紧张感。

结合有意识的呼吸进行放松，有助于恢复身体，减轻肌肉疼痛。此外，还有助于与身体建立联系，减少压力，放松神经系统，产生舒适感。

可以根据每位孕妇的需要和怀孕的不同阶段去制订训练计划。另外，记录个人经历、感受、遇到的困难和取得的进步也非常有意义。

拉伸的益处

拉伸运动与一些温和的调理运动相结合，有助于平衡肌肉张力，避免可能导致背部和肌肉疼痛的不平衡现象。

拉伸练习的主要好处如下。

1. 预防受伤和减轻肌肉疲劳。
2. 降低肌肉负荷，缓解肌肉疼痛。
3. 增加关节活动范围。
4. 改善肌肉柔韧性和体态。
5. 提高情绪状态和放松神经系统。
6. 培养身体意识。

正确的解剖学姿势

怀孕期间，注意坐姿和站姿十分重要。正确的姿势可以预防不适和背部疼痛，也是正确进行拉伸运动的起点。

坐姿

为了坐得舒适，建议选择有靠背的椅子，为髋部和腰部提供良好支撑。为了保持正确的姿势，需要让背部挺直，臀部尽可能靠近椅背。

坐在有靠背的椅子上，双脚平行放在地面上。如果椅子太高，可以在脚下放置一个垫子，以更好地支撑双脚。

将双腿分开，与髋同宽，以免阻碍血液循环。

为保持背部直立，需将臀部靠近椅背，同时保持下半身挺直。坐在坐骨上很重要，应将身体重量平均分配在坐骨间。骨盆保持中立位，既不前倾也不后倾。

肩膀和手臂放松，将双手放在大腿上。

保持拉伸，头顶朝上，目视前方。

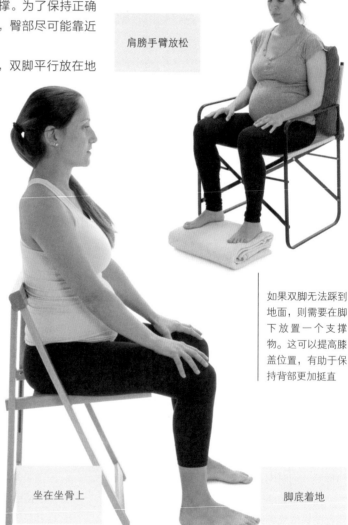

肩膀手臂放松

如果双脚无法踩到地面，则需要在脚下放置一个支撑物。这可以提高膝盖位置，有助于保持背部更加挺直

臀部靠近椅背

坐在坐骨上

脚底着地

站姿

在怀孕期间，站立姿势会加重腰椎的弯曲，导致我们不自觉地缩短下背部，可能会出现整个腰背的不适和紧张感。

当练习需要站立时，应该有意识地进行小幅度的下背部伸展，以对抗腰椎过度前凸。

站立时，要注意双脚平行于髋部，伸展脚趾呈扇形。将身体重量分配在两只脚之间，然后让重心稍微向足跟和足弓中央转移。膝盖略微弯曲。

摆动骨盆，拉长背部和脊柱的下半部分，略微提高耻骨。

想象有一条垂直的线将身体分为两半，从两脚间开始并向上延伸到头顶。拉长身体的上半部分，胸骨轻轻向上抬起，扩展胸部。拉长颈部，将头顶向上延伸。

肩部可以做一个圆周运动来放松肩膀。手臂和手放松地垂在身体两侧。

肩膀松弛向下，略微向后

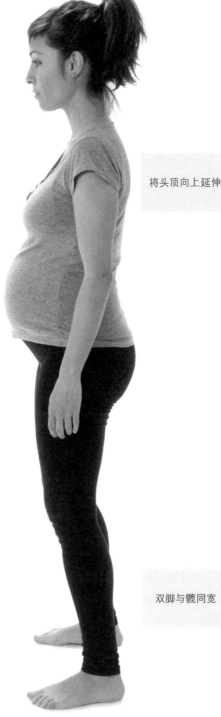

将头顶向上延伸

膝盖略微弯曲

双脚与髋同宽

◆ 合适的站姿可以预防背痛、髋部疼痛和腰痛。
◆ 平衡脊柱的曲度。
◆ 向肺部提供更多的氧气。
◆ 提高身体的稳定性。

身体重量均匀分布在两只脚之间

怀孕时的拉伸

为了避免受伤，正确地进行拉伸非常重要。适当的起始姿势为我们进行正确的拉伸提供了基础。

静态拉伸阶段

采取正确的起始姿势、了解将要进行的拉伸非常重要。摆好起始姿势后，缓慢、轻柔地开始拉伸目标肌肉或特定肌肉群。我们需要尊重自己的身体极限，避免感到疼痛。

拉伸可分为 4 个阶段。

1. 起始姿势

在开始肌肉拉伸时，有许多不同的起始姿势可供选择。其中一些拉伸动作可以以坐姿完成，而其他动作则需要借助支撑物来缓解背部压力或维持平衡。

对于任何肌肉训练，起始姿势的舒适和稳定都非常重要。

2. 拉伸

缓慢地拉伸我们想要训练的肌肉。应该感到轻微的紧张感，而不是疼痛的感觉。如果拉伸得太快或过于急躁，可能会触发肌肉反射，导致肌肉收缩。相反，缓慢地拉伸肌肉会使其逐渐放松和伸长。

3. 保持拉伸状态

静态拉伸的姿势可以保持 30 秒到 2 分钟，然后放松。可以重复进行练习。

4. 最后阶段

我们要缓慢地回到初始状态，避免突然或不必要的动作。如有需要，可以换另一侧进行拉伸。在换练习时，必须小心地、缓慢地进行，摆出下一个动作的起始姿势。建议将类似的起始姿势联系在一起，例如从坐姿到四肢着地，或从仰卧到坐姿。

练习建议

怀孕的第一阶段是最脆弱的，因此建议先咨询医生，经医生同意再进行非常轻松的运动。如果之前从未进行过体育锻炼，那么可以从怀孕的第 12 周开始运动。在这个阶段，可以练习放松和有意识地呼吸。

在怀孕的第二阶段，建议锻炼腿部、盆底肌、身体稳定性并扩张胸廓。由于怀孕期间腹直肌会分离，因此不应进行典型的腹肌锻炼。在这一阶段，重要的是关注呼吸。

在怀孕的第三阶段，建议进行能活动骨盆的训练。不建议进行仰卧位的拉伸，以避免因腔静脉受压而引起仰卧位低血压综合征。

在产褥期，有必要在恢复腹部肌肉之前锻炼盆底肌。最初几天的锻炼应该有意识非常柔和地进行。分娩 40 天后，运动的重点是强化盆底肌、腹横肌，锻炼骨盆区域和腰部的灵活性。能锻炼上半身的运动也很重要。

在开始一个锻炼计划之前，需要先咨询医生

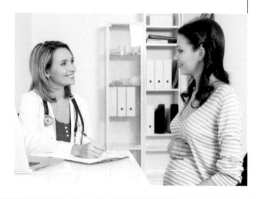

怀孕期间禁止进行的运动

在怀孕期间有一些不应该进行的锻炼，具体如下。

◆ 弹震式拉伸带有反弹的拉伸运动。

◆ 可能会对腹部或盆底肌施加压力的运动。

◆ 可能会引起子宫收缩和腹直肌分离的腹肌练习。

◆ 增加腰椎前凸的拉伸动作。

◆ 谨慎进行涉及双脚背屈的拉伸练习，因为这可能会导致坐骨神经痛的发生或加重其症状。

◆ 小心进行可能影响耻骨联合的运动。

最后的提醒

◆ 在怀孕期间进行拉伸的目的是保持正确的身体姿势、在分娩时保持强壮和敏捷，并促进产后恢复。在任何情况下，拉伸的目的都不是提高身体素质。

◆ 如果存在潜在的健康风险，无论该风险与怀孕是否有关，都不应该进行体育锻炼。

◆ 当温度或相对湿度非常高时，不应该进行运动。

◆ 拉伸的图片仅供参考。在实践中，重要的是准确地进行所需的拉伸，拉伸的位置应集中在要训练的肌肉上。能否完成书中呈现的拉伸姿势（例如用手抓住脚）并不重要。动作的变化形式是以更温和的方式拉伸和摆放身体。

◆ 在进行锻炼时，应该注意身体内部的感觉，以避免受伤。任何时候都不应该感到疼痛。

◆ 注意：在开始锻炼计划之前，必须咨询专业医生，获得医生的许可后才能开始锻炼。

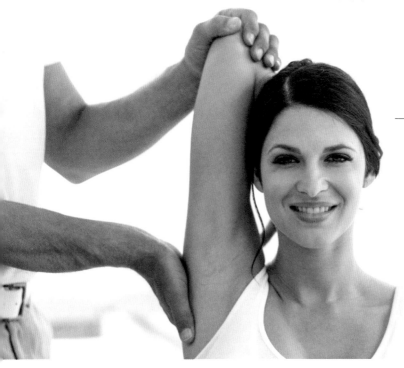

辅助拉伸。学习正确拉伸方式的一种选择是与物理治疗师一起参加一些课程。专业人士可以协助孕妇进行拉伸，并讲解最佳的自我拉伸方法

第四章　怀孕期间的拉伸

在怀孕期间进行轻度体育活动有多种好处。

本章的前几页介绍了基本的动态拉伸，可用于热身和锻炼肌肉。接下来，为怀孕的每个阶段提供了不同的拉伸组合练习。需要注意的是，在怀孕的第一阶段，进行拉伸时必须非常轻柔，并且需要在得到医生允许的情况下才能进行。

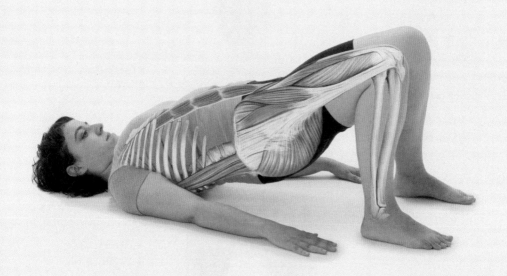

基本动态拉伸

颈部动态拉伸

动态拉伸可以为静态拉伸做好准备。通过这些柔和而流畅的动作，我们可以缓解颈部的紧张和疼痛。

动态屈伸拉伸

在有靠背的椅子上坐下，摆好起始姿势，背部挺直，脚底着地，肩膀放松。稍稍分开双腿，手放在大腿上。

吸气，呼气时轻轻低头。接着，吸气时缓慢抬起头。

再次呼气并低头，使下颌靠近胸腔。再次吸气时，缓缓抬头并让头稍微向后仰。注意鼻尖的位置，以便观察运动情况。这个动作首先是小幅度、轻柔的，然后逐渐加大至舒适的幅度。不要勉强自己，特别注意不要移动肩膀和背部。

可以重复这个过程6~10次。

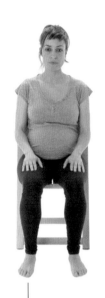

颈部动态拉伸的起始姿势

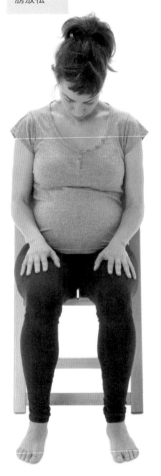

背部和肩膀放松

柔和连续地运动

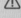

◆ 缓解颈椎紧张。
◆ 加强颈部肌肉。
◆ 放松下颌。

⚠

◆ 不要勉强自己运动。
◆ 不要到达颈部的最大拉伸程度。

动态旋转拉伸

以正确的姿势坐在椅子上，肩膀放松，双脚踩地。吸气时缓缓将头稍微向右旋转。呼气时，将头向左旋转。如果感到舒适，可以继续随着运动呼吸，如果不舒服，可以自由呼吸。

最初动作幅度可以很小，慢慢加大幅度，直到我们能够舒适地扭转颈部。

可以把注意力集中在鼻尖，以便观察与地面平行的拉伸运动轨迹。

重复这个过程 6 ～ 10 次。

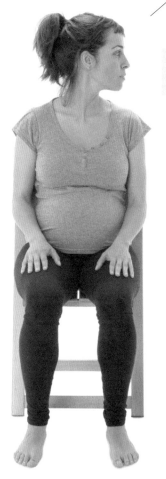

不要抬起下颌

背部和肩膀
不要移动

侧倾动态拉伸

坐在椅子上，背部放松，头向右倾，但不要让头向前或向后移动，让耳朵靠近肩膀。

停留几秒，再将头部移回中央，然后继续向左侧倾斜。

鼻尖是头部运动的轴心。

注意不要移动背部或肩膀，不要强行进行运动。

在平缓的呼吸下，重复这个过程 6 ～ 10 次。

手部动态拉伸

这些动作可以增强手部肌肉力量并提高手部的灵活性，我们会在颈部动态运动之后进行这些动作。

手指动态屈伸

以正确的姿势坐在椅子上，双臂屈肘，双手掌心朝前。前臂与躯干稍微分开。

张开双手，分开手指，扩大手指间的距离。保持拉伸几秒，然后慢慢弯曲手指，合上双手，攥成拳头。双手的拇指在拳外。

我们可以用呼吸来配合运动。

重复这个过程 10 次。

手腕动态环绕拉伸

双臂屈肘，靠在躯干两侧。双手握拳，拇指在拳外。

慢慢地将手腕向下并向内旋转画圈。动作应该是连续的，肩膀保持放松。

重复这个过程 6 ~ 10 次，并反方向进行相同的动作。

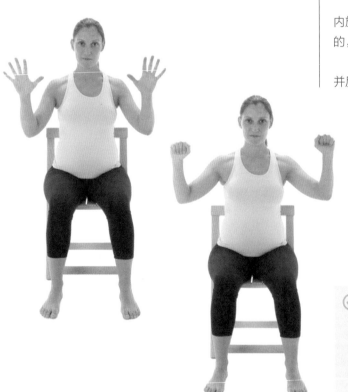

- 提高手和手腕的灵活性。
- 增强手部肌肉的力量。
- 缓解前臂肌肉和手指肌肉的紧张。

足部动态拉伸

这些拉伸动作可以锻炼踝关节，并缓解下肢的紧张。

跖屈和背屈动态拉伸

坐在椅子上，抬起右脚，下压脚背，脚趾朝向地面。绷脚尖，使右脚跖屈。

保持几秒后，将脚趾向上伸，使右脚背屈，感觉小腿有轻微的拉伸感。腿不要动。

重复这个过程 6 ~ 10 次。

⚠️

◆ 如果患有坐骨神经痛，请不要练习背屈。

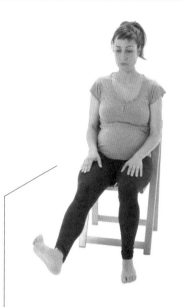

踝关节动态环绕拉伸

坐在椅子上，伸直右腿，右脚背屈，慢慢地用脚向内画圈，用足尖画出圆形。

重复这个过程 6 ~ 10 次，然后换另一只脚进行练习。

双腿保持静止，仅用踝关节去画圈。

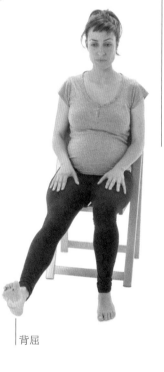

背屈

跖屈

✅

◆ 加强腿部肌肉。
◆ 加强和锻炼踝关节。
◆ 缓解腿部肌肉紧张。

肩部动态拉伸

这些动态拉伸可以增加肩部的运动幅度并增强肩膀的肌肉。

提降肩膀

无论是坐着还是站着，都应该将手臂伸直放在身体两侧，手指向下。在做准备动作时，先将双肩向前上方抬起，然后向后下方缩回。

柔和地开始这个动作。吸气时，朝耳朵的方向上提肩膀，呼气时，慢慢降低肩膀。

重复这个过程6~10次。

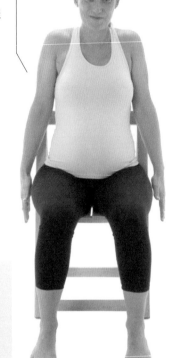

- ◆ 提高肩部的活动度。
- ◆ 扩大肺活量。
- ◆ 扩大胸腔，减轻背部的紧张感。

肩部环绕运动

将双手放在同侧的肩膀上，拇指朝后抓住肩膀。

吸气时，向上抬起肘部，用上臂向前画半圆。

呼气时，放下肘部并将其略微向前带，完成画圆。

可以先画小圆，然后慢慢增大动作的幅度。

重复这个过程6~10次，然后改变画圆的方向进行练习。

髋部动态拉伸

这些动作能够帮助拉伸髋部，增加身体的灵活性，提高行走和平衡能力。

动态腿部拉伸，髋部屈伸运动

站在高凳或椅背旁，右手放在高凳上，左手放在髋部。

注意让双脚平行着地，然后将重心转移到左脚上。将右腿伸直向前抬起。

将右腿向后带，然后再将右腿向前带，动作应缓慢而流畅，不要弓腰。

重复这个动作 6 ~ 10 次，然后换另一侧练习。

⚠
◆ 如果有腰痛，请不要做腿向后的髋部拉伸。

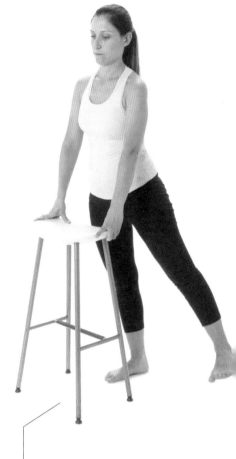

✓
◆ 增强髋部的灵活性。
◆ 增强平衡感，改善步态。
◆ 减轻髋部疼痛。

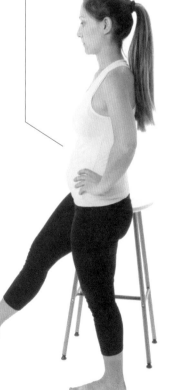

髋部外展动态拉伸

站在高凳或椅背前，将双手放在上面。双脚分开，与髋同宽。

将左腿向一侧抬起，保持几秒后回到中心。缓慢地重复这个动作 6 ~ 10 次。

回到起始姿势，再用另一条腿做同样的练习。

躯干和骨盆的动态拉伸

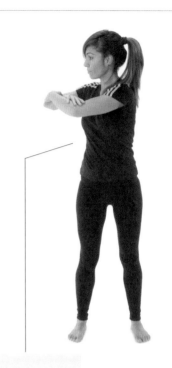

这些拉伸动作可以使身体更加稳定，同时也有助于强化背部。

躯干侧倾动态拉伸

坐在椅子上，分开双腿以保持更加舒适的姿势。双手放在髋部，手指朝前。

先吸气，呼气时，轻微收紧髋部并将躯干向一侧倾斜。保持这个拉伸的状态片刻，然后慢慢回到中心。

接着将躯干倾斜到另一侧。同样保持几秒，然后回到中心。臀部不要失去与椅子的接触。

重复这个动作6 ~ 10 次。

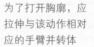

为了打开胸廓，应拉伸与该动作相对应的手臂并转体

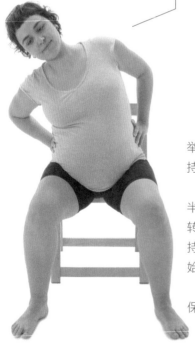

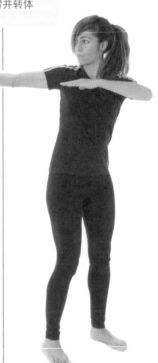

转体动态拉伸

站立，双脚与髋同宽，举起手臂并交叉前臂。手臂保持在肩膀下方，平行于地面。

缓慢地将头、脖子和上半身向右旋转。手臂跟随身体转动，同时脚和骨盆不动。保持这个姿势几秒，然后回到起始姿势。

接着，将躯干向左旋转。保持几秒，然后回到起始姿势。重复这个动作6 ~ 10 次。

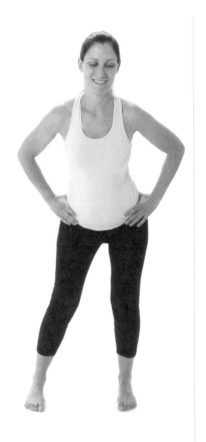

最终热身

 走路是直到怀孕的最后阶段都可以进行的锻炼。可以原地踏步，也可以在房间或户外漫步。

原地踏步

站立时双脚平行，与髋同宽。屈肘，手臂放在躯干两侧。抬起右腿，膝盖弯曲，同时向前伸出左臂，右臂向后拉伸。

回到起始姿势，抬起左腿，向前伸出右臂，同时将左臂向后拉伸。

动作应该是流畅的，步幅要小，臀部需要保持活动。

可以先原地踏步，然后再慢慢地走路，改变位置。

骨盆绕圈运动

站立，双手放在髋部。拇指向后，其余 4 根手指向前。

轻微屈膝，用骨盆画圆圈，依次向前、向一侧、向后和向另一侧移动。

还可以向前移动髋部，用骨盆画小的 8 字形。

动作应流畅而缓慢。

重复这个动作 6 ~ 10 次。

✓

◆ 让肌肉为拉伸运动做好准备，避免受伤。
◆ 激活心血管系统。
◆ 改善腿部血液循环和水肿。
◆ 缓解头晕和身体不适感。
◆ 缓慢而有意识的行走有助于缓解疲劳和背部疼痛。

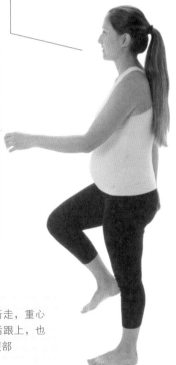

为了正确地行走，重心不应放在脚后跟上，也不应向前推腹部

怀孕第一阶段的拉伸

肘部拉伸

这个动作可以缓解累积在大臂的紧张感，并有助于加深呼吸。

坐在椅子或凳子上，保持背部挺直，手臂伸直放在身体两侧。

左臂屈肘放在背后，手掌朝外。抬起右臂并屈肘，右手去找左手。如果足够灵活，两只手的手指可以勾在一起。将抬起的右肘向后勾伸，但不要推动头部。

保持呼吸和拉伸姿势，数个呼吸后松开双手并放松。

然后再用另一侧重复上述动作。

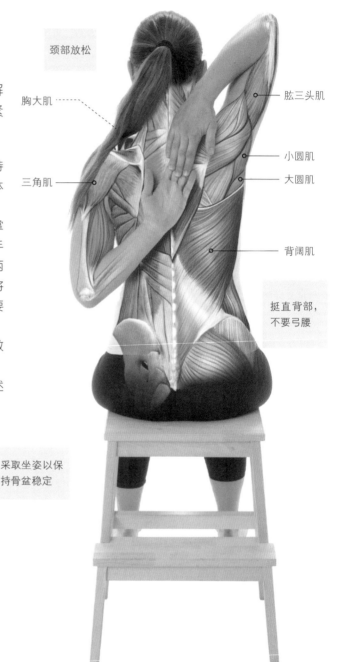

颈部放松

胸大肌

三角肌

肱三头肌

小圆肌

大圆肌

背阔肌

挺直背部，不要弓腰

采取坐姿以保持骨盆稳定

✓
- 缓解手臂和肩膀的紧张。
- 提高肩膀的灵活性。
- 加深和改善胸式呼吸。

⚠
- 如果必要的话可以进行调整。
- 如果感到非常疲劳，请不要进行拉伸。

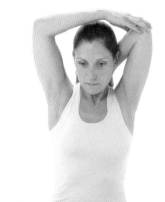

适应调整

如果没有足够的灵活性，两只手不能互相触碰到手指，可以使用一条带子或卷起的毛巾来辅助完成动作。

我们按照上述描述完成动作。在上方的手臂将带子沿着背部放下，然后用另一只手抓住带子。

在上方的手臂尽力将肘部向后拉伸。

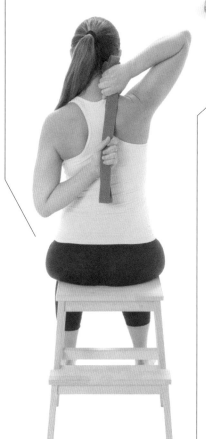

变化形式

这个动作可以作为热身或拉伸的一种替换动作。

先将右臂举起，弯曲肘部，将前臂放在头后面，右手掌触碰颈部。

然后用左手握住右肘，轻轻地向左后方拉伸，不要向前推头。

保持几秒后换对侧进行练习。

胸部拉伸

这个动作可以扩张胸廓、预防胸椎过度后凸，有利于胸部呼吸。

坐在椅子上，双脚牢固地踩在地面上，双腿分开。保持脊柱挺直，坐骨牢牢地靠在椅子上。举起手臂并弯曲肘部，双手放在头部后面。

吸气时，张开双臂，手肘向后，肩胛骨向内靠拢。

保持这个拉伸姿势，观察胸廓的扩张。

回到起始姿势。可以再重复3次。

肩膀放松

不要用双手用力按压枕骨

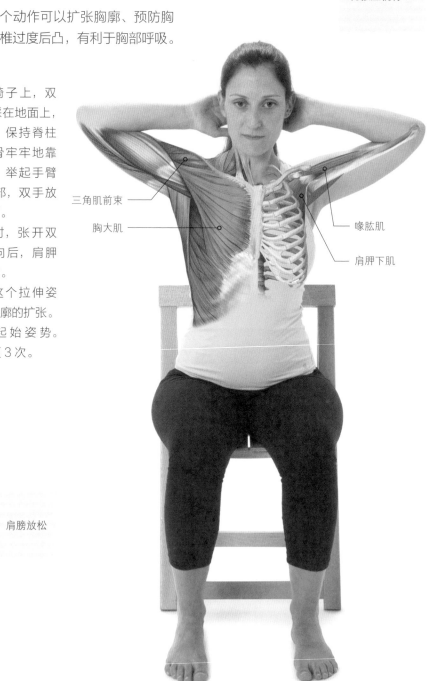

三角肌前束

胸大肌

喙肱肌

肩胛下肌

✅
- 扩张胸廓，为胸式呼吸做好准备。
- 预防和矫正驼背。
- 增大肩关节的活动范围。

⚠️
- 不要用手向头施加压力。
- 不要绷紧肩膀。

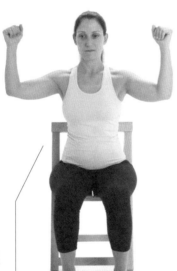

变化形式

仰卧

仰卧，弯曲膝盖，脚底踩地。轻轻摆动骨盆，使其贴在地面上。

颈部应保持中立位。手臂放在身体两侧，弯曲肘部并将每只手放在同侧的肩膀上。

吸气时，将肘部和胳膊从地面向上抬起。

保持伸展姿势20～30秒。

适应调整

胸肌动态拉伸

我们可以配合呼吸进行这个拉伸动作。

弯曲手臂，让前臂垂直于地面，上臂平行于地面，手轻轻握成拳头。

吸气时展开手臂，像烛台一样，呼气时将手臂带回中心并让前臂在身体前方合并。重复这个动作6～10次。

⚠️
- 在怀孕的第二阶段和第三阶段应该避免进行仰卧位锻炼，因为可能会引起仰卧位低血压综合征。

躯干侧屈拉伸

背阔肌和腰方肌的拉伸锻炼能够强化腰部和肩膀的肌肉。

双脚站立，稍微分开，右手放在髋部，拇指向后。

吸气时，右臂举过头顶。

再吸气时，向左侧倾斜头、手臂和躯干。

身体在同一平面上移动，不要向前或向后倾斜。头颈与脊柱保持一条直线。

保持此姿势数秒，然后吸气回到中心。

再换另一侧重复此动作。

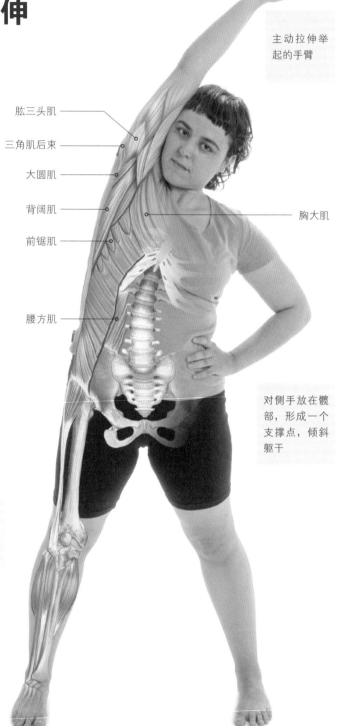

主动拉伸举起的手臂

肱三头肌

三角肌后束

大圆肌

背阔肌

前锯肌

腰方肌

胸大肌

对侧手放在髋部，形成一个支撑点，倾斜躯干

向地面牵引臀部

✅
- 拉伸并调整脊柱。
- 扩大胸廓。
- 缓解腹部压力。

⚠️
- 肩膀和颈部应保持松弛无压力。
- 如果有腰痛或骶骨痛，应小心进行此动作。
- 如果四肢有水肿，应谨慎进行此动作。

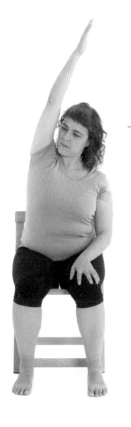

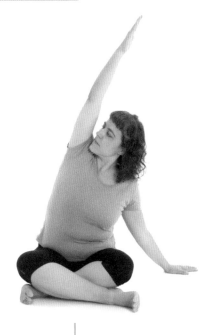

适应调整

坐于椅子上侧屈拉伸

如果腰部感到不适，建议在椅子上坐着进行这一拉伸练习。

将手臂主动抬起，进行小幅度的拉伸，感受胸部一侧的扩张。

变化形式

坐于地上侧屈拉伸

可以坐在地上，双腿交叉或并拢，进行这一拉伸。为了避免躯干向后倾斜，可以坐在垫子或折叠的毯子上。头可以轻轻地向拉伸的那一侧转动。

躯干旋转拉伸

这个动作可以拉伸腹内斜肌和腹外斜肌，并有助于提高背部的灵活性。

坐在椅子上，脚踩地面，双腿分开。坐骨接触椅面，挺直腰椎。

吸气时，轻轻向上伸展脊柱，从头顶开始延伸。呼气时，将躯干向左扭转，头和眼睛跟随躯干转动。

右手找到左大腿的外侧，左手和左臂靠在椅子靠背上。髋部不要移动，坐骨要牢牢地贴在椅子上。

保持这个姿势，不要勉强，观察自己的呼吸约30秒。

然后缓慢回到起始姿势，换另一侧重复此过程。我们可以重复这个动作3次。

头部和眼睛朝向旋转的方向

三角肌前束

胸锁乳突肌

斜角肌

胸大肌

腹外斜肌

腹内斜肌

腰方肌

髋部不旋转

坐骨与椅子接触

◆ 增强竖脊肌的肌肉力量。
◆ 增强腹内斜肌、腹外斜肌和腹横肌的肌肉力量。
◆ 活动头部、颈部和躯干。
◆ 促进胸部的扩张。

⚠
◆ 应该缓慢、有控制地进行扭转，以避免对腰椎间盘造成过度负荷。
◆ 不要过度扭转颈部。
◆ 如果有腰椎间盘问题，则需要小心练习。

变化形式

手放于肩上扭转躯干

将双手放在同侧的肩膀上，拇指放在背上。缓慢地向一侧扭转躯干和头，保持几秒后回到中立位。换另一侧重复此过程。重要的是让肩胛骨互相靠近，并把肘部向后拉。

肩膀保持放松。臀部与椅子接触。

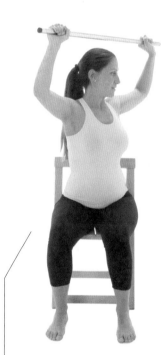

持棍动态扭转

双手持一根棍子，放在头顶上方。缓慢、小幅度地向左扭转。

棍子可以放在头后方或头顶上方。

头和目光随着躯干的转动而移动。臀部与椅子保持接触。换另一侧重复此过程。

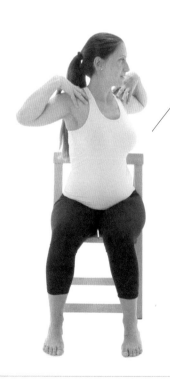

腿部后链拉伸

这个动作可以提高腿部的灵活性，并有助于使脊柱更加强健。

坐在地上，双腿弯曲，臀部向外，坐骨与地面接触。

伸直左腿，脚尖向上，左脚背屈，右腿和右脚背向左大腿内侧靠拢。从脊柱底部向上拉伸背部。缓慢地向左侧弯曲躯干，尝试保持腰部的曲度。

吸气时，抬起左臂，手伸向左脚。如果无法触及脚，可以将手放在小腿或膝盖上，激活股四头肌以使腘绳肌得到放松。右手可以撑在弯曲腿前边的地面上。肩膀放松，背部挺直。

保持 30 秒到 1 分钟。慢慢地放松，然后换另一侧重复此过程。

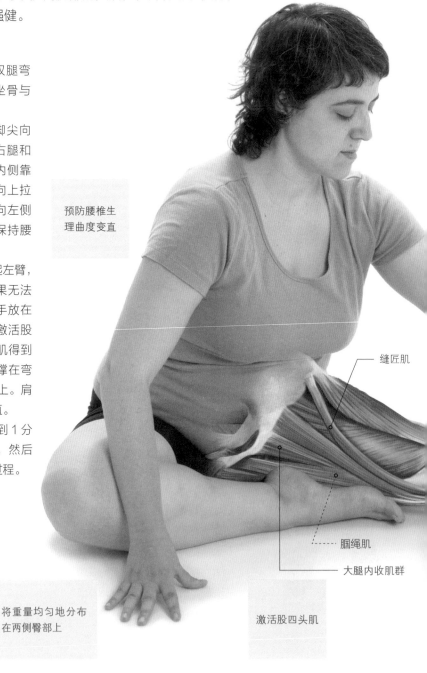

预防腰椎生理曲度变直

缝匠肌

腘绳肌

大腿内收肌群

将重量均匀地分布在两侧臀部上

激活股四头肌

- 拉伸和增强背部和腿部后侧的肌肉。
- 减轻腿部肿胀。
- 锻炼并激活腹部器官。
- 打开骨盆。

适应调整

使用瑜伽带和瑜伽砖

在背部僵硬或腘绳肌缩短的情况下，可以坐在毯子或靠垫上，可以使用带子来帮助更好地调整姿势，还可以弯曲拉伸的腿或在膝盖下放一个垫子。必须保持腰椎生理曲度。

⚠️

- 可以在拉伸的腿的膝盖下垫一条卷起来的毛巾，以免过度拉伸。
- 如果有坐骨神经痛、椎间盘突出或腰痛，不建议练习此姿势。

变化形式

进阶转体姿势

这个带有转体的进阶姿势让我们能够在胸廓下方逐渐创造空间。做此姿势时，用一只手从外侧抓住同一侧的脚，伸展腿部。另一只手放在弯曲腿的大腿上。吸气时，缓慢地向后转动躯干和头，目光随之移动。如果无法用手触碰到脚，可以借助瑜伽带。这个姿势在怀孕的任何一个阶段都是可以练习的。如果背部不适或有胃部问题，则不应该尝试此姿势。

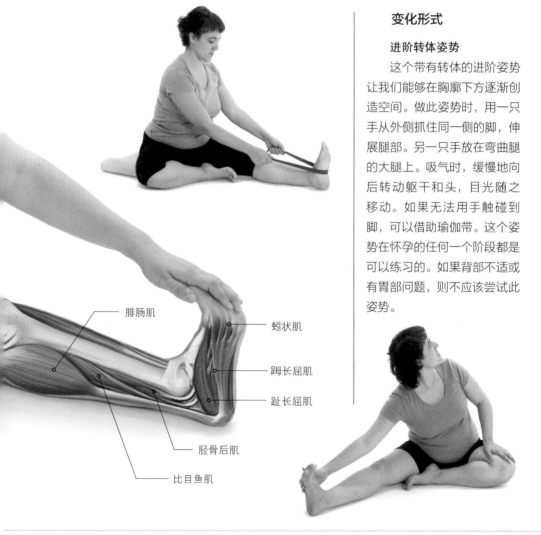

腓肠肌

蚓状肌

跗长屈肌

趾长屈肌

胫骨后肌

比目鱼肌

跪式躯干拉伸

这个拉伸动作可以扩张胸廓，同时放松腹部肌肉。此外，它有助于加深胸式呼吸，并具有平复神经系统的效果。

✅
- 放松腹部肌肉。
- 使脊柱和肩膀更强健和灵活。
- 平复神经系统。
- 在这个姿势下，可以进行收缩肛门括约肌的训练，从而预防痔疮。

四肢撑地，手脚分开。膝盖与髋同宽，双脚跖屈。

把手往前移。弯曲肘部，让前臂撑地，一只前臂放在另一只前臂的前面。

慢慢地下降身体，直到前额停在前臂上。背部挺直，不要弓腰。

保持此姿势几分钟，观察胸廓的宽度，并平静地吸气、呼气。

不要弓起腰部

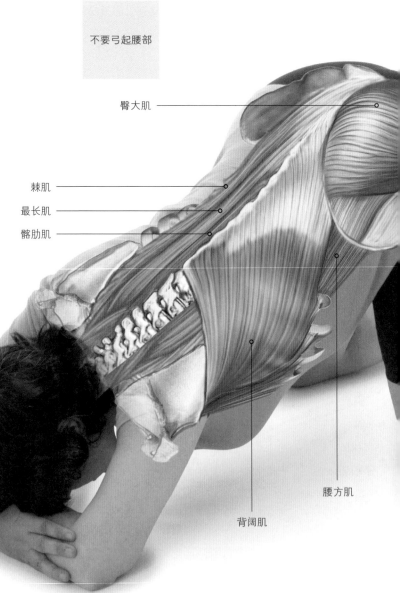

臀大肌

棘肌

最长肌

髂肋肌

腰方肌

背阔肌

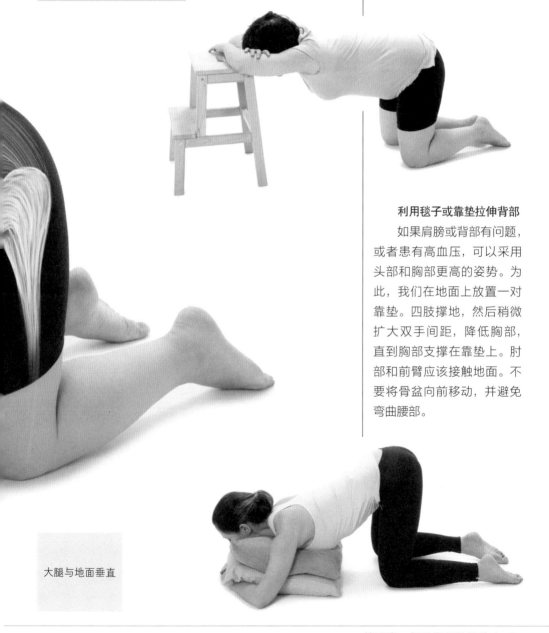

⚠️

◆ 如果有腰部疼痛或坐骨神经痛，不应练习这个姿势。

◆ 如果有高血压，应该让头部更高一些。

适应调整

长凳姿势调整

如果有胃部问题或高血压，可以调整姿势，将前臂和头部支撑在长凳或椅子上。

大腿与地面垂直，双膝分开，与髋同宽。一边呼吸一边观察胸部的扩张。整个怀孕期间都可以练习这个姿势。

利用毯子或靠垫拉伸背部

如果肩膀或背部有问题，或者患有高血压，可以采用头部和胸部更高的姿势。为此，我们在地面上放置一对靠垫。四肢撑地，然后稍微扩大双手间距，降低胸部，直到胸部支撑在靠垫上。肘部和前臂应该接触地面。不要将骨盆向前移动，并避免弯曲腰部。

大腿与地面垂直

抬高骨盆与髋部拉伸

这个动作能够激活并拉伸盆底肌，使盆底肌得到强化并使骨盆更灵活。

仰卧，弯曲双腿和髋部。双脚平行放在地面上，脚尖朝前。膝盖和脚对齐。双臂在身体两侧伸开，手掌贴地。为了避免增加颈椎的曲度，将下颌稍微靠近胸腔。

吸气。呼气时，将肚脐拉向脊柱来激活盆底肌。骨盆向后凸，使腰部接触地面。双脚用力踩地，激活臀部和股四头肌，随着吸气抬起骨盆，将背部从地面一点点抬起。上背部不应离地。将骨盆抬起到一个舒适的位置，不要强行改变腰椎的曲度。保持这个姿势几次完整呼吸的时间。

最后，吸气，呼气时缓慢地放低脊柱，尝试让腰部完全贴在地上，最终回到中立位。可以再进行3次这个拉伸过程。

这个拉伸动作也可以在动态中进行，随着吸气抬高骨盆，随着呼气放低骨盆。

✓
- 增加骨盆的灵活性，强化背部下方的肌肉。
- 放松背部，缓解颈椎的压力。
- 强化腿部和臀部肌肉。
- 缓解盆底肌的紧张。

激活臀部和股四头肌

竖脊肌：
棘肌、
最长肌、
髂肋肌

股直肌

腹直肌

肩部放松

臀大肌

背部与地面接触

⚠️

◆ 不要使腰部过度负荷，抬起骨盆找到舒适点。

◆ 如果有坐骨神经痛或高血压，不要练习这个动作。

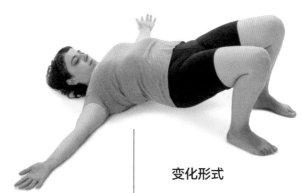

股外侧肌

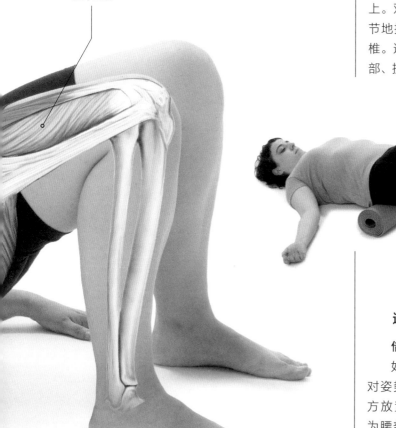

变化形式

双臂伸直抬高骨盆

从主拉伸动作中描述的起始姿势开始，手臂向两侧伸直，与肩膀平齐，手掌朝上。双脚用力踩地，一节一节地抬起从骨盆到背部的脊椎。这个姿势也能够拉伸背部、扩张胸廓。

适应调整

借助支撑物抬高骨盆

如果拉伸感过强，可以对姿势进行调整，在骶骨下方放置一个坚实的支撑物，为腰部提供支撑。这样能让腰部得到休息，骨盆抬起的幅度也更小。

胸部和肩部拉伸

这个拉伸动作可以扩张胸廓，增加肩膀的活动范围。

站在有墙角的墙旁边，以便可以扶着墙角。抬起左臂并向后拉伸。手抓住墙角，手与肩同高。右腿稍稍向前迈出一步。如果想获得更强烈的拉伸感，可以将与被拉伸的手臂同侧的腿向前带。

为了加强拉伸效果，可以轻轻地将躯干向外旋转，就好像要背对着墙。手和脚保持不动。

保持 30 秒后，停止拉伸，然后转到另一侧进行同样的动作。

越把手臂高高地放在墙角上，这个拉伸动作的拉伸感就越强

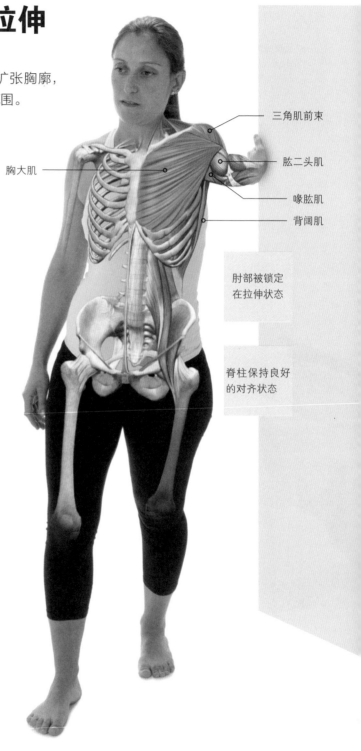

三角肌前束

胸大肌

肱二头肌

喙肱肌

背阔肌

肘部被锁定在拉伸状态

脊柱保持良好的对齐状态

◆ 矫正驼背。
◆ 扩张胸廓。

◆ 如果感到肩膀无力，建议将手放在肩膀以下的位置。
◆ 如果存在腿部水肿、静脉曲张，有早产风险或低血压，不建议保持站立姿势。

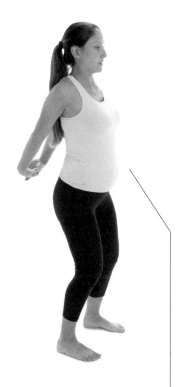

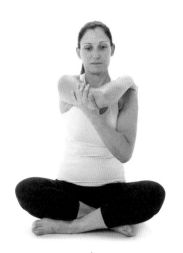

变化形式

双臂向后拉伸

将双臂向后伸展，交叉双手手指。吸气时将双臂向上拉伸，保持腰椎处于中立位，观察胸廓的扩张，保持拉伸的姿势。这个动作可以多次重复进行。这个动作可以拉伸胸大肌、肩膀、肘关节和手腕。

三角肌后侧拉伸

将右手搭在左肩上，手臂尽量与地面平行。左手握住右上臂，慢慢向左肩处拉伸。肩和肘保持放松，保持几秒。这个拉伸动作可以增加肩膀的活动范围，缓解可能出现的不适。

坐姿深蹲

这个练习可以加强腿部和背部的肌肉，为身体提供坚实和稳定的支撑。

双脚平行站立，与髋部同宽，保持腰背挺直。将双臂拉伸至肩膀高度，手掌相对。

吸气，呼气时，缓慢地弯曲膝盖，身体和髋部下降。身体稍向前倾。注意膝盖不要超过踇趾。想象一条从头顶向上延伸的直线，与从臀部开始的轻微向下的牵引力相对抗。重心平衡在两只脚上，压在脚跟。视线保持在正前方。

保持这个姿势几秒，平静地呼吸，吸气时慢慢地伸直腿。重复这个过程6 ~ 10次。

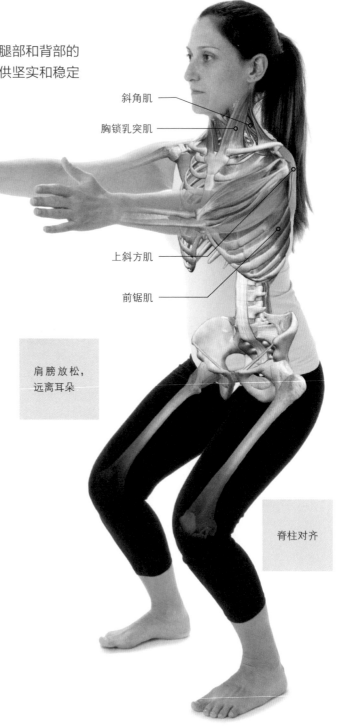

斜角肌

胸锁乳突肌

上斜方肌

前锯肌

肩膀放松，远离耳朵

脊柱对齐

- 强化腿部和背部肌肉。
- 纠正不良的腿部姿势。
- 增强稳定性和平衡性。
- 为分娩准备内在力量。

⚠️

- 这是一种剧烈的运动，如果感到疲劳就不要练习。
- 如果感到膝盖无力或疼痛，稳定性不好或者有坐骨神经痛，可以在墙上支撑背部进行这个练习。
- 如果存在腿部水肿、静脉曲张，有早产风险或低血压，不建议保持站立姿势。

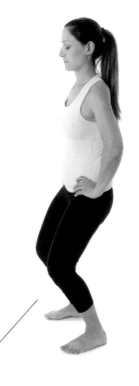

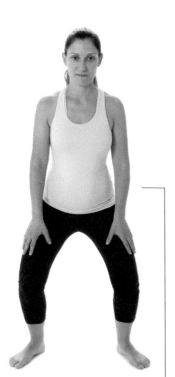

变化形式

相扑深蹲

这个动作适合于怀孕的第三阶段。我们将脚分开，略微超过髋部的宽度。膝盖和脚向外转约45°。

双手放在大腿上，同时下降臀部和躯干。背部保持挺直，肩膀向后。保持蹲趾与地面接触。这个动作可以动态或静态地完成。

适应调整

双手放在髋部

这个练习有助于让我们意识到在深蹲时髋部的运动。将双手放在髋部，在动态深蹲时观察髋部向下和向后移动；同时，注意保持背部挺直，并在髋部向上和向前移动时注意同样保持背部挺直。膝盖不要超过蹲趾。

小腿三头肌拉伸

这个拉伸可以增加踝关节的活动范围。

　　站在一面墙前，双手分开，与肩同高，抵在墙上。左腿向前迈出，与另一只脚分开约 35 厘米，弯曲左膝，右膝保持伸直。手向墙施加压力，同时将重心移到右脚的脚掌上，向地面施加压力。

　　保持 20 ~ 30 秒，然后放松。换另一边进行同样的练习。

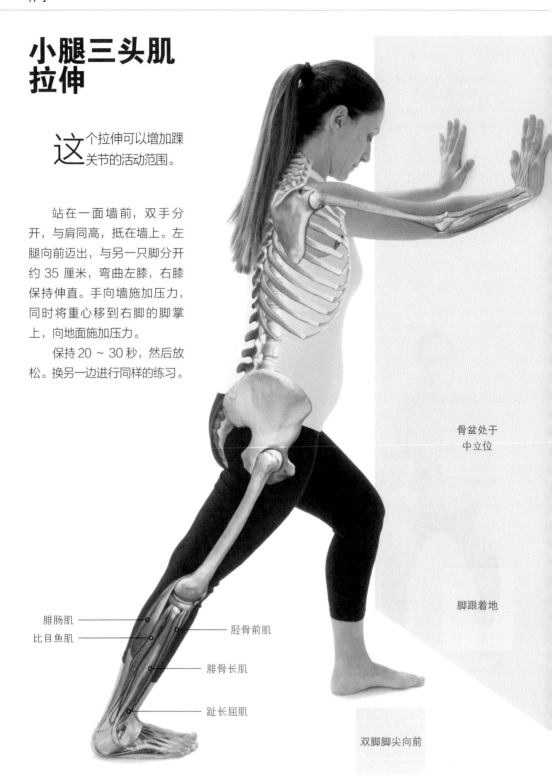

骨盆处于
中立位

脚跟着地

腓肠肌

比目鱼肌

胫骨前肌

腓骨长肌

趾长屈肌

双脚脚尖向前

- 增加脚踝和小腿的灵活性。
- 改善步态。
- 减轻跟腱的不适和足底疼痛。
- 有助于预防腓肠肌痉挛。

⚠
- 若感觉拉伸过度，应减少对拉伸腿的脚跟施加的压力。
- 如果存在腿部水肿、静脉曲张，有早产风险或低血压，不建议保持站立姿势。
- 如果患有坐骨神经痛，不宜进行此项训练。

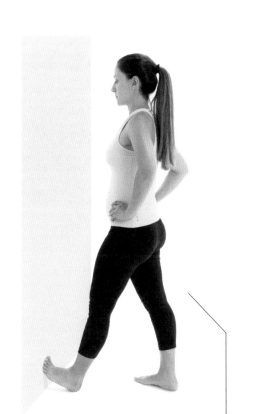

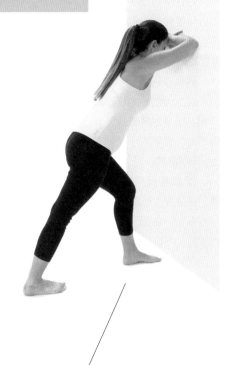

变化形式

足背屈拉伸

可以将脚抵在墙上或台阶上进行足背屈伸。脚跟踩地，脚尖抵墙。后腿的膝盖最初是弯曲的，然后随着身体的前移而伸直。不要过度拉伸。

适应调整

前臂撑墙拉伸

如果将手压在墙上时手腕感到不适，可以采用前臂支撑的方式进行拉伸。将前臂撑在墙上，前额抵在手上，同时保持背部挺直。

躯干伸肌和腘绳肌拉伸

躯干拉伸的姿势能够减轻盆底肌压力，同时拉伸腿部和背部。

站在一张桌子或高脚凳前，将手放在上面。双腿以令腹部舒适的宽度分开，膝盖略微弯曲。双脚平行站立。

随着吸气抬起手臂，将躯干向上伸展，为腹部留出空间。慢慢地降低躯干，膝盖弯曲，直到双手放在凳子上，与肩同高。

背部要保持挺直和伸展。感受盆底肌的放松。

背部、头部、手臂与地面平行，与腿呈直角。

保持这个拉伸姿势，呼吸几次，然后放松。

可以重复几次这个动作。

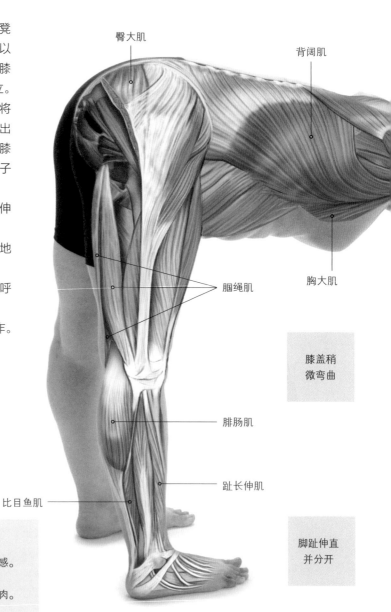

臀大肌

背阔肌

胸大肌

腘绳肌

膝盖稍微弯曲

腓肠肌

趾长伸肌

比目鱼肌

脚趾伸直并分开

- 能够减轻盆底肌的紧张感。
- 预防和纠正驼背。
- 拉伸背部和腿部后侧肌肉。

⚠
◆ 如果腰部感到不适，可以弯曲膝盖。
◆ 如果肩关节有问题，可以弯曲手臂或用前臂支撑。
◆ 可以将高凳靠在墙上以防止它滑动。

变化形式

撑墙抬腿拉伸

这个拉伸动作需要使用一把椅子或一个高凳来支撑脚跟。

一只手放在髋部，另一只手放在一个稳固的支撑物上（图中未展示）。应感到腿部有轻微的拉伸感。为了增加拉伸感，可以将身体稍微向前倾斜。

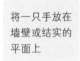

将一只手放在墙壁或结实的平面上

三角肌前束

头与脊柱呈一条直线

适应调整

带支撑的腘绳肌拉伸

为了更好地拉伸腘绳肌，可以使用一把椅子。用手撑住椅子来稳定身体。左腿向前迈一大步。降低躯干，直到有拉伸感。右腿伸直或稍微弯曲，保持约 30 秒，换另一侧拉伸。可以重复这个拉伸数次。如果患有坐骨神经痛，不要练习这个动作。

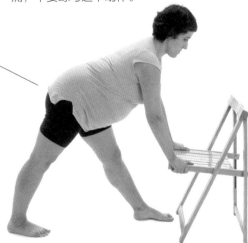

怀孕第二阶段的拉伸

股四头肌拉伸

这个拉伸动作可以缓解腿部的紧张感，还可以打开胸膛，促进更好的胸式呼吸。

四肢撑地，然后躺下，采取右侧卧位。弯曲右臂支撑地面。头靠在右手上（注意，采取右侧卧位不要超过3分钟）。

下方的右腿可以完全伸直，与躯干保持在一条直线上，也可以弯曲右腿，让身体更稳定。弯曲上方的左腿，左手从后方抓住左脚。

缓慢地拉左脚，直到腿部前侧有紧张感。

保持 20 ~ 30 秒，同时留意自己的呼吸。

缓慢放松姿势，将膝盖向腹部靠拢，重新变成四肢着地的姿势。

转换到另一侧进行同样的拉伸。

◆ 增加膝盖的运动范围。
◆ 加深胸式呼吸。

◆ 腰椎保持在生理位置，不要过于前凸。
◆ 采取右侧卧位不要超过3分钟。

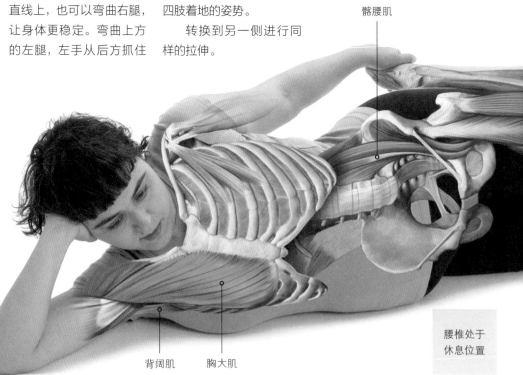

髂腰肌

背阔肌　　胸大肌

腰椎处于休息位置

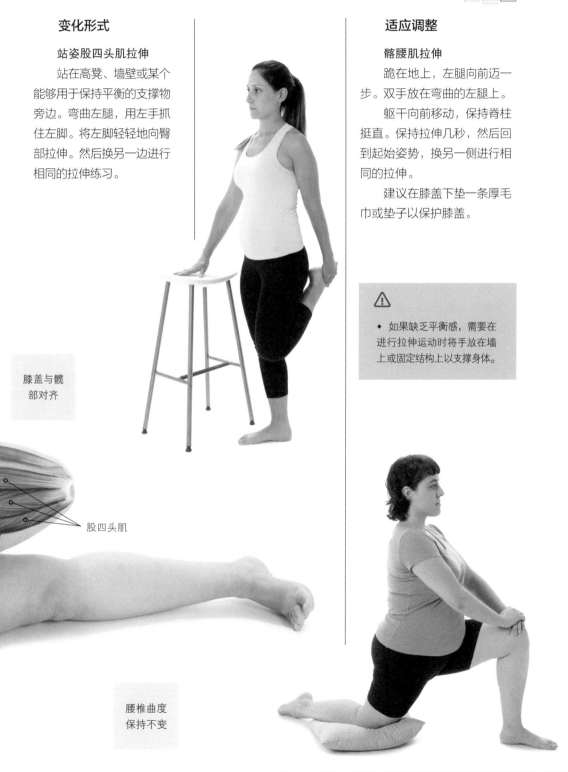

变化形式

站姿股四头肌拉伸

站在高凳、墙壁或某个能够用于保持平衡的支撑物旁边。弯曲左腿，用左手抓住左脚。将左脚轻轻地向臀部拉伸。然后换另一边进行相同的拉伸练习。

适应调整

髂腰肌拉伸

跪在地上，左腿向前迈一步。双手放在弯曲的左腿上。

躯干向前移动，保持脊柱挺直。保持拉伸几秒，然后回到起始姿势，换另一侧进行相同的拉伸。

建议在膝盖下垫一条厚毛巾或垫子以保护膝盖。

◆ 如果缺乏平衡感，需要在进行拉伸运动时将手放在墙上或固定结构上以支撑身体。

膝盖与髋部对齐

股四头肌

腰椎曲度保持不变

躯干屈曲大腿内收肌群拉伸

这个拉伸动作可以增加骨盆的灵活性，增加骨盆的张开程度。

坐在垫子上，背部挺直，双腿弯曲，坐骨抵在地上。头与躯干在一条直线上。张开双腿，以舒适的方式将双腿向两侧伸展，双腿不应有紧张感。双脚背屈。

呼气时，缓慢地将髋部和躯干向前倾斜。双手撑地，双臂平行放于身前。如果拉伸感过强，可以弯曲双腿来完成这个动作。

保持这个姿势1分钟，然后放松。可以重复几次这个练习。

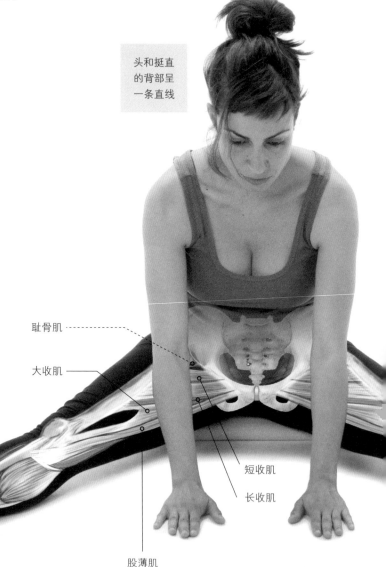

头和挺直的背部呈一条直线

耻骨肌

大收肌

短收肌

长收肌

股薄肌

双手按压地面

✓
- 拉伸和强化了背部和腿部的肌肉。
- 增加骨盆的灵活性。

⚠
- 如果背部、腰部感到不适或者腿部缺乏灵活性，建议坐在一个高一点儿的垫子或叠起来的毯子上，将腿伸展到舒适的位置。
- 如果脊柱有损伤，建议在做这个练习之前先咨询专业医生。
- 避免过度拉伸，以免过度拉伸耻骨联合。

变化形式

双腿弯曲身体后侧拉伸

当后背部存在紧张感或腘绳肌缺乏灵活性时，可以采用这种拉伸方式。

坐在地上，双腿弯曲，脚跟着地。背部挺直，躯干重量压在坐骨上。双手抓住同侧的脚。

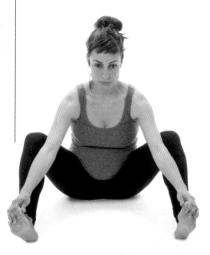

支撑物辅助大腿内收肌群拉伸

可以在椅子的帮助下进行更强烈的拉伸。坐在椅子的前面，将腿伸直，把肘部靠在椅子座位上，手可以抓住椅背。

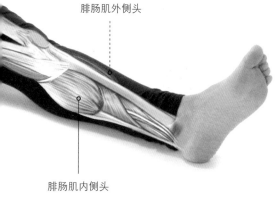

腓肠肌外侧头

腓肠肌内侧头

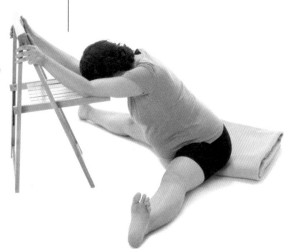

躯干动态拉伸

这个姿势很适合怀孕期间和分娩时采用。

四肢撑地，双腿在髋部下分开，双手与肩膀平齐。手指向前。手臂和大腿与地面垂直，双脚跖屈。

姿势一

呼气时，缓慢地向上弯曲整个背部。从头部开始，然后是背部，最后到腰部。盆底肌被激活，坐骨互相靠近。

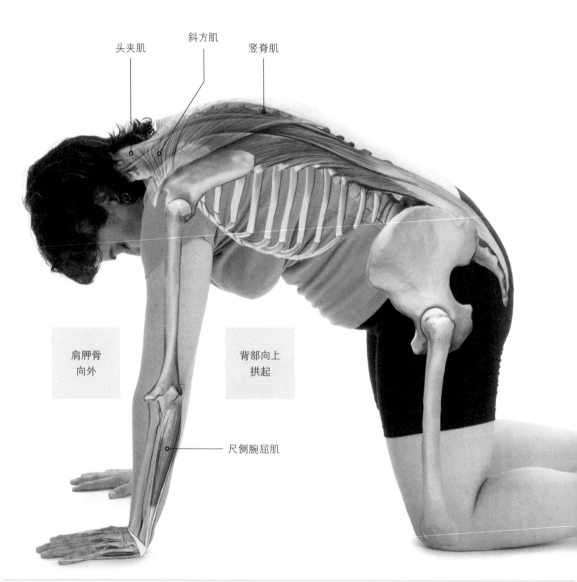

头夹肌

斜方肌

竖脊肌

肩胛骨向外

背部向上拱起

尺侧腕屈肌

姿势二

吸气，从尾骨开始拉伸背部。稍微提起胸膛，头与脊柱呈一条直线，不要弓腰。放松盆底肌。

手臂保持伸直，躯干不向前或向后移动。

按照呼吸节奏交替进行这两个姿势。如果可能的话，每天练习两次，每次重复该动作7~10次。

✅
◆ 建议在分娩的宫颈扩张期做这个姿势。
◆ 对神经系统有镇静作用。
◆ 缓解背部紧张，减轻背部的负担。
◆ 使脊柱更灵活。
◆ 强化背部肌肉并锻炼腹部。

⚠️
◆ 在做姿势二时不要弓腰，颈部保持在中立位。
◆ 如果脚踝不够灵活，可以双脚背屈，让脚趾踩地，或者在脚背下放一个垫子。

加深胸式呼吸

背部保持在中立位，不要弓腰

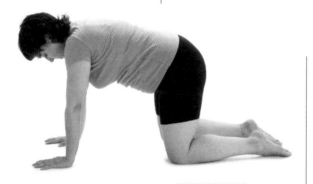

适应调整

前臂着地，四点支撑

如果手腕有问题，可以将前臂和手放在地上，再进行上述拉伸。

这个姿势能够锻炼盆底肌，向上并向内收缩盆腔。

前臂着地，四点支撑

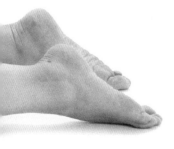

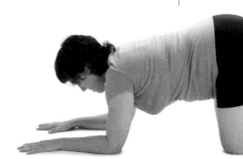

髋部拉伸

这个拉伸动作可以预防背痛，平静心神，引人沉思。

牢地撑于地面。拉伸时不要勉强。

头靠在地上。可以在头下放一个垫子，让自己更舒服。

保持这个姿势数分钟，慢慢呼吸，感受胸腔的扩张。

结束拉伸时，将臀部撑在脚跟上，弯曲双臂，把双手撑在肩膀下的地面上。用手臂的力量支撑身体缓缓地抬起，跪坐在脚跟上。

可以在小腿下方放一个垫子，让臀部撑在脚跟上

四肢撑地，双脚跖屈，并拢双脚，直到两个踇趾碰到一起。膝盖分开，以便更舒适地放置腹部。

将臀部向后下方拉伸；同时，将双臂向前拉伸，手掌牢

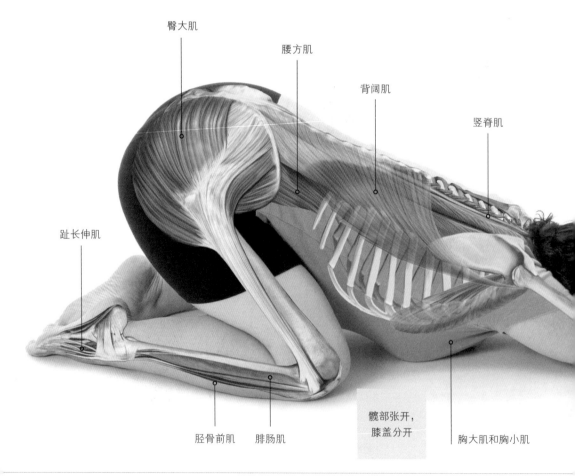

臀大肌

腰方肌

背阔肌

竖脊肌

趾长伸肌

胫骨前肌　　腓肠肌

髋部张开，
膝盖分开

胸大肌和胸小肌

适应调整

休息姿势

如果脚踝缺乏柔韧性或头无法碰到地面，可以借助叠起的毯子或垫子来获得更舒适的姿势，并更好地放松。

如果肩部出现不适，可以弯曲手臂并将前臂放在地面上。

✓
- ◆ 拉伸肩膀、胸部和上背部。
- ◆ 镇静心神，消除压力和紧张。
- ◆ 扩大胸腔。
- ◆ 减轻盆底肌的压力。

⚠
- ◆ 如果有高血压，请调整姿势。
- ◆ 如果肩膀有问题，请屈肘，将前臂放在头的两侧。

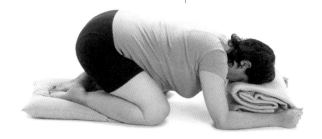

变化形式

腰部仰卧拉伸

躺在地上，弯曲双腿，双脚着地。抬起双腿和双脚，用双手分别抓住膝盖。根据腹部的大小打开膝盖。吐气时，轻轻地拉膝盖，让双膝靠近身体。吸气时，让双膝远离身体。下颌靠近胸部。

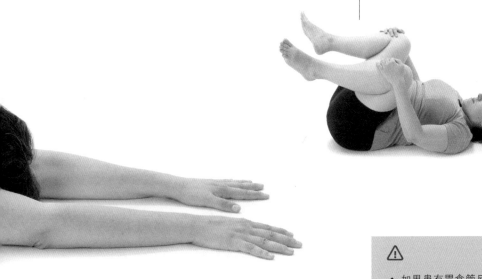

⚠
- ◆ 如果患有胃食管反流病或呼吸困难，不应练习这个动作。

髋部、躯干和脊柱旋转拉伸

这个拉伸动作可以增强脊柱的灵活性，打开胸腔，促进呼吸，同时能够引导孕妇进入一种平静的心态。

四肢撑地，然后右侧卧躺下。弯曲膝盖，在两腿间放一个垫子。伸直双臂，与肩同高。

深吸一口气，将上方手臂向上抬起，头部也跟随向上看。如果柔韧度足够，可以将手臂放到背后的地面上。头部跟随向同一方向转动。

可以保持这个姿势几分钟，也可以与手臂的动态运动交替进行。再换另一侧进行同样的动作。

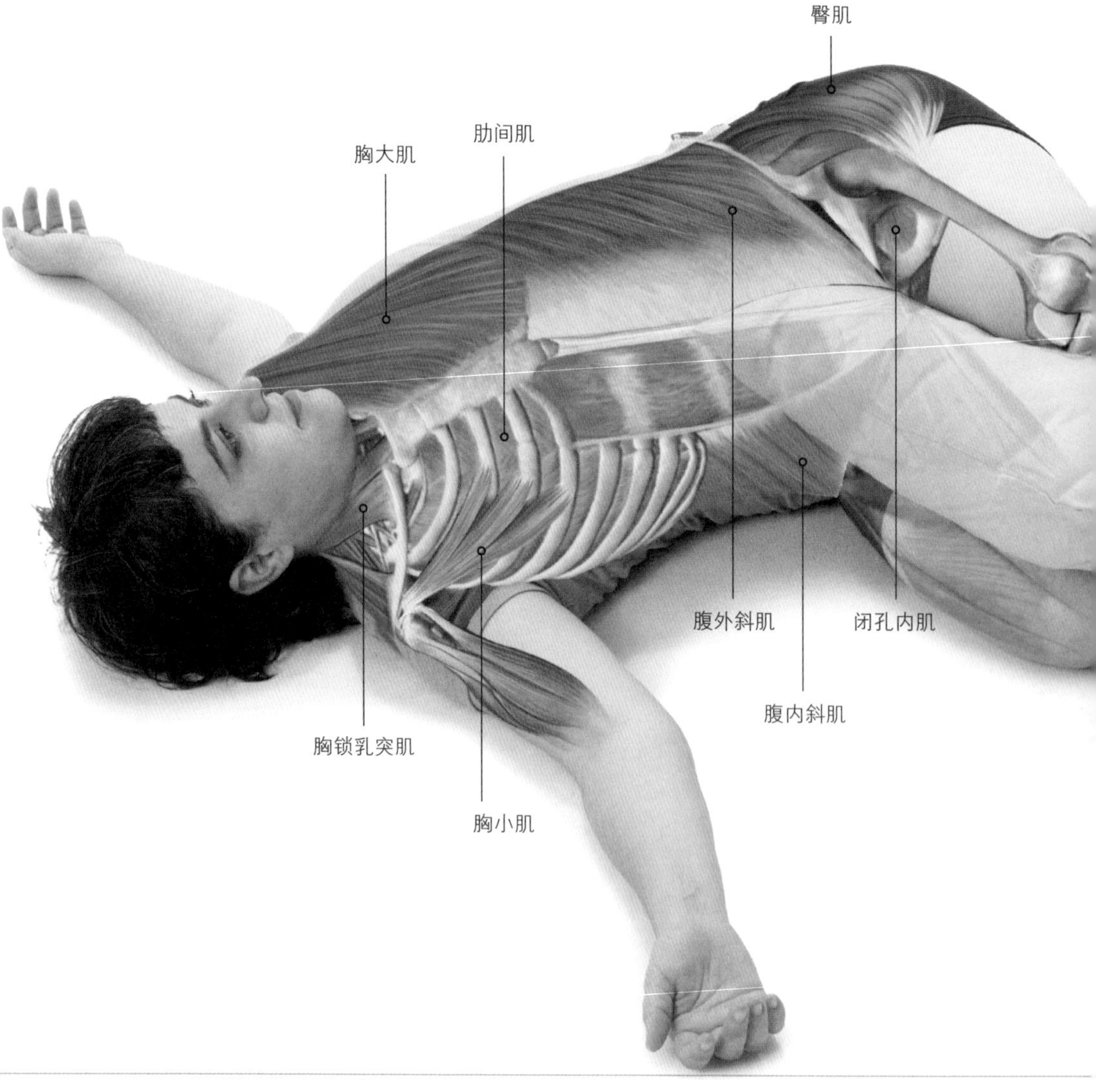

臀肌

肋间肌

胸大肌

腹外斜肌

闭孔内肌

腹内斜肌

胸锁乳突肌

胸小肌

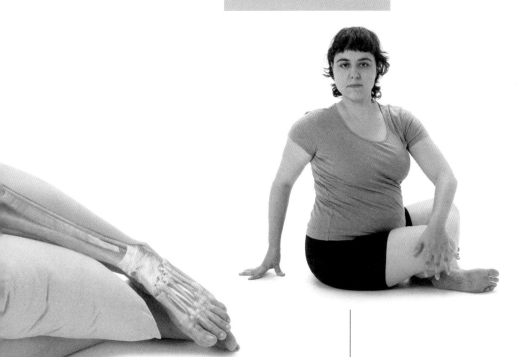

◆ 打开胸腔，促进呼吸。

◆ 增加脊柱的灵活性。

◆ 刺激和调整脊神经，缓解神经系统的压力。

⚠

◆ 不适合有背痛、急性坐骨神经痛或椎间盘突出症的人练习。

◆ 腰部有问题的人应当小心练习并以坐姿进行。

◆ 不要保持该姿势超过 3 分钟，以避免仰卧位低血压综合征。

可以在左手手臂下放一个靠垫，以免旋转动作太过用力

变化形式

坐姿扭转

坐在地上，交叉双腿。左手去抓右膝，右手撑在背后并随躯干转动。头随躯干转动。臀部接触地面，两肩保持在同一高度。

抬腿髋后侧拉伸

这个拉伸动作可以改善腿部的血液循环，并放松骶骨和腰部。

　　靠近墙壁躺在地上，尽可能让臀部靠近墙面，并让腿贴在墙上。伸直躯干，垂直向上拉伸双腿。膝盖可以稍微弯曲。手臂向两侧伸展并放松。

　　保持这个拉伸几分钟，同时平静地呼吸。

　　结束拉伸时，将双腿向身体弯曲并向左侧转动，直到侧卧。

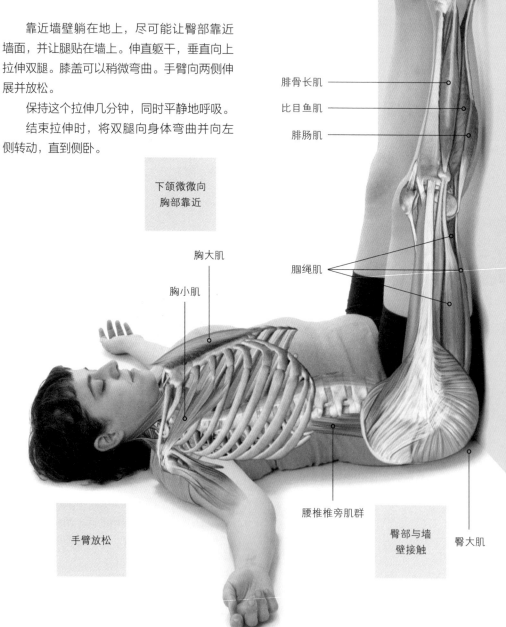

下颌微微向胸部靠近

腓骨长肌

比目鱼肌

腓肠肌

胸大肌

腘绳肌

胸小肌

手臂放松

腰椎椎旁肌群

臀部与墙壁接触

臀大肌

◆ 改善下肢及盆腔的血液循环和静脉回流，缓解静脉曲张和痔疮。
◆ 有助于舒缓骶骨和腰部的紧张。

⚠️

◆ 颈椎要保持在中立位，不要过度拉伸。
◆ 在怀孕的第二阶段和第三阶段（中晚期），不应长时间保持仰卧位，以避免发生仰卧位低血压综合征。

变化形式

髋后侧和大腿内收肌群拉伸

从起始姿势开始，把双腿向两侧分开。保持舒适的同时感受拉伸。头颈放松，如有需要，可以使用垫子垫高头部。

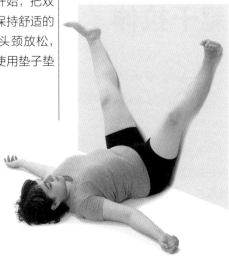

休息姿势

将双腿弯曲成蝴蝶形，尝试让两只脚的足底靠近。双脚应靠在墙上。可以在头下放置一个垫子。这个姿势有助于打开骨盆，让盆底肌得到休息。

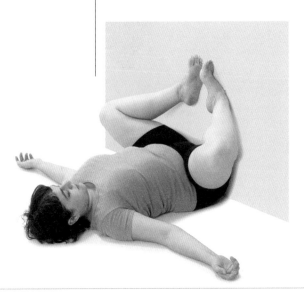

怀孕第三阶段的拉伸

躯干拉伸

这个姿势可以使身体恢复活力，同时也可以增强背部肌肉。

盘腿坐在地上，右脚放在左腿下面。骨盆和背部保持中立位，头顶向上伸展。

吸气时，双臂越过头顶向上伸直。手臂与肩膀在同一条直线上。手掌相对，伸展双手。背部挺直，不要向后倾斜。放松肩膀，双肩远离耳朵。放松面部和颈部。躯干挺直时，为腹部留出空间，有利于胸式呼吸。

保持姿势，进行几次完整呼吸，然后放松。可以把左脚放在右腿下面，重复这个拉伸动作。

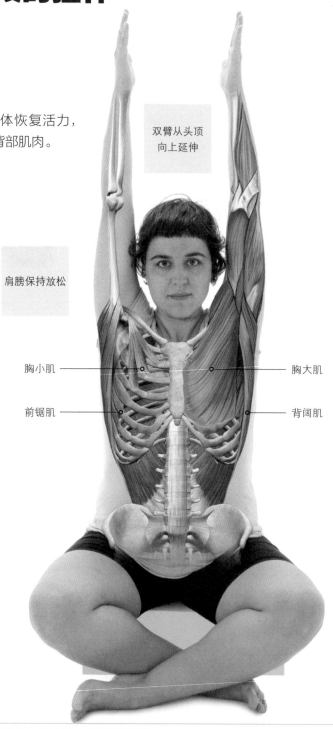

双臂从头顶向上延伸

肩膀保持放松

胸小肌

胸大肌

前锯肌

背阔肌

身体的重心放在坐骨上

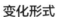

- 增强背部和手臂肌肉的紧致度和力量。
- 使身体充满活力。
- 拉伸背部，扩展胸廓。

- 如果肩部感到疼痛，不要向上完全伸直手臂，将手臂举到头前即可。

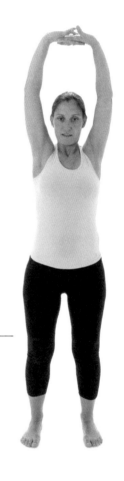

变化形式

双手交叉躯干上部拉伸

拇指相扣可以使这个姿势更舒适。

从主拉伸姿势开始，伸展手臂，拇指相扣，手掌朝前。保持这个姿势呼吸几次，然后放松。

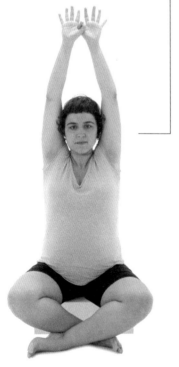

伸展手指背部拉伸

站立或坐在椅子上。双手手指交错，将手臂伸过头顶。转动手腕，使手掌朝上。确保骨盆保持在中立位。保持这个姿势10～15秒，平静地呼吸。可以改变手指的交错位置，然后重复上述过程。手的姿势不必勉强。

胸肌等长收缩

这些动作有助于强化胸肌、肱二头肌和肱三头肌。

专注地训练胸肌，同时让身体的其他部分保持放松

坐在椅子上，挺直背部，双脚踩地，左右脚平行。屈肘，双手于胸前合十。手臂略低于肩膀。

胸式呼吸，缓慢地呼气并收紧腹横肌，双手用力向内合并。保持几秒，正常呼吸，然后放松。

重复练习6～10次。

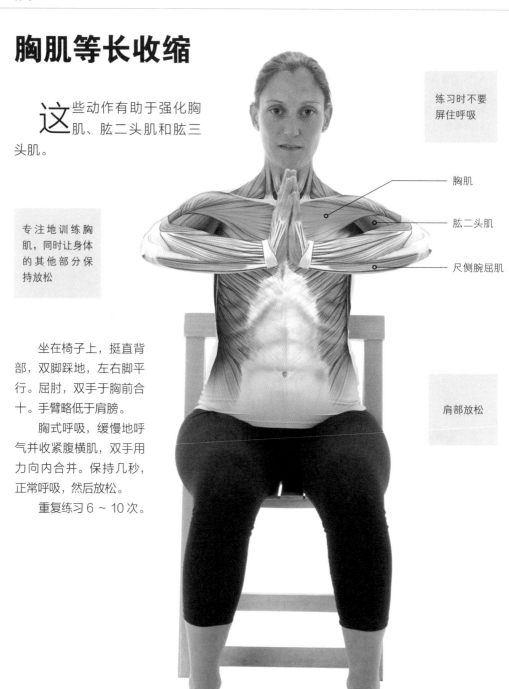

练习时不要屏住呼吸

胸肌

肱二头肌

尺侧腕屈肌

肩部放松

◆ 强化胸部肌肉。

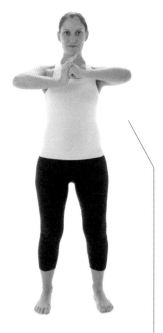

变化形式

握拳等长收缩

可以坐在椅子上或站立
进行这个练习。屈肘,将手
臂抬至略低于肩膀的位置。
展开右手手掌,左手握拳抵
在右手掌上。呼气,收紧腹
横肌,两手相互挤压。保持
几秒,正常呼吸,然后放松。
重复这个练习6 ~ 10次。

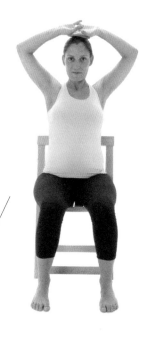

**伸展手指、手臂向上等长
收缩**

屈肘,手背放在头顶。交
叉双手手指,转动手腕使手掌
朝上。双手互相挤压,使手指
尽可能紧密地压在一起,然后
放松。重复这个练习6 ~ 10次。

胸椎拉伸

<big>这</big>种拉伸可以缓解胸椎的不适，并促进更好的胸部呼吸。

坐在椅子上，背部挺直，坐骨得到很好的支撑。在椅背上放置一个靠垫。双腿略微分开，宽度略大于髋部宽度。脚放在地上，膝盖与脚对齐。头与脊柱呈一条线，目视前方。

吸气，将手臂向后伸展，不要抬起肩膀。双手握住椅背。肩胛骨轻轻靠拢。胸部从胸骨处向上抬起。坐骨支撑在椅子上，不要向前移动。腰部不要过度前凸。

保持几分钟，平稳呼吸，感受肋骨和胸部的扩张。

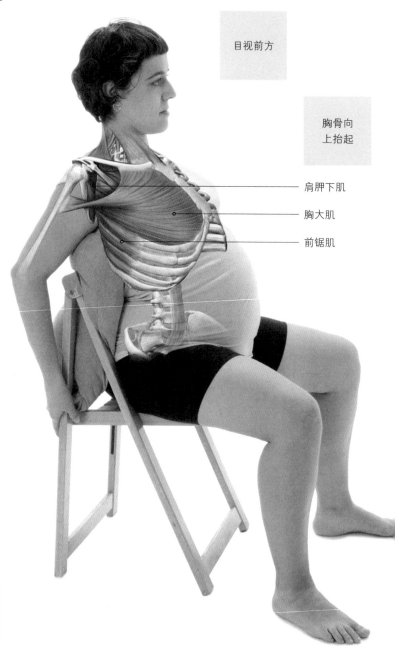

目视前方

胸骨向上抬起

肩胛下肌

胸大肌

前锯肌

骨盆正确支撑

✓
◆ 加深胸式呼吸，增加肺活量。
◆ 提高呼吸意识。
◆ 预防和纠正驼背。
◆ 缓解胸椎不适。

⚠
◆ 不要过度拉伸腰部。
◆ 不要过于用力地锻炼，否则可能会导致肩部受伤。

变化形式

支撑躯干坐地拉伸

这个姿势有助于拉伸腿部后侧。坐在地上，双腿分开，背部靠在椅子的座位上。双臂向后伸展，双手握住椅子的前腿，支撑背部，扩展胸廓（注意椅子一定要固定良好）。

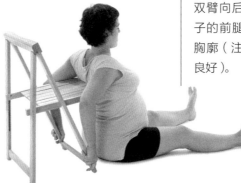

进阶躯干拉伸

这个姿势可以增强背部肌肉的力量并拉伸腿部后侧肌肉。可以在尾骨下放一个垫子，以抬高骨盆。双手压地，胸骨朝上。如果感到疲惫，有心脏问题或存在脊柱损伤，不要练习这个姿势。

臀大肌力量训练

通过这个姿势，我们可以增强臀部肌肉，稳定脊柱和骨盆。

四肢撑地，双腿分开与髋同宽。双手放在同侧肩膀下方。

吸气时，激活臀肌，呼气时，将一条腿从地面抬起，尽量不要超过髋部的高度。保持骨盆和躯干稳定不动。

保持两个呼吸的时间，然后放下腿。可以重复练习3次。

然后另一条腿重复进行练习。

✅
- 加强和收紧臀部肌肉。
- 促进身体稳定和平衡。
- 强化手臂肌肉。

⚠️
- 注意脊柱不要向下弯曲。
- 不要过度劳累。
- 可以在支撑腿的膝盖下放置一个垫子。

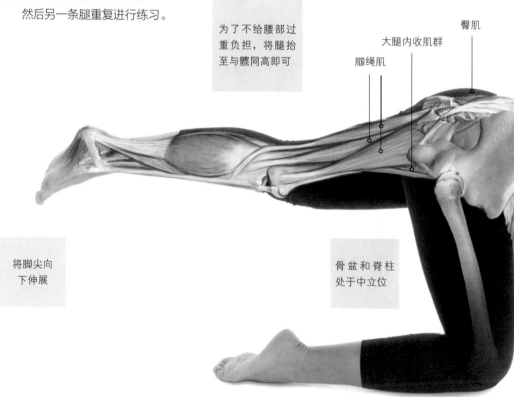

为了不给腰部过重负担，将腿抬至与髋同高即可

腘绳肌

大腿内收肌群

臀肌

将脚尖向下伸展

骨盆和脊柱处于中立位

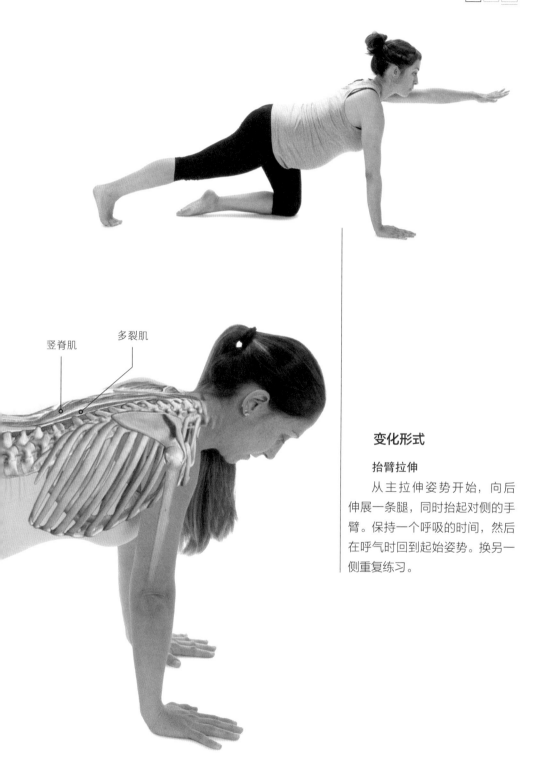

竖脊肌　　多裂肌

变化形式

抬臂拉伸

　　从主拉伸姿势开始，向后伸展一条腿，同时抬起对侧的手臂。保持一个呼吸的时间，然后在呼气时回到起始姿势。换另一侧重复练习。

下蹲拉伸

这 个姿势能够打开骨盆，
为分娩做好准备。

站立，分开双脚和双腿。降低髋部，直到双手撑地蹲下。双脚向外倾斜约 45 度，膝盖最大程度地弯曲并与脚踝对齐。躯干向前倾斜。双肘抵在膝盖内侧，双手合十。双眼注视一个固定的点。

用手肘向外轻压膝盖，使髋部进一步打开。

保持这个姿势进行几次呼吸。放松时，将手放在地上，然后坐下。

⊘

◆ 加强腿部和踝关节的肌肉。
◆ 通过拉伸身体的后侧肌肉，缓解背部疼痛。
◆ 打开骨盆和骶骨，有助于婴儿的下降和位置调整。
◆ 有助于骨盆底和产道连接，帮助产道在宫缩之间扩张。

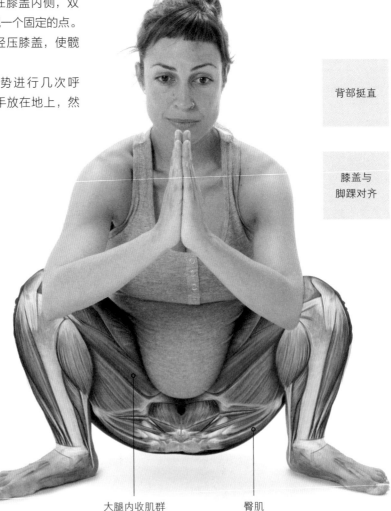

背部挺直

膝盖与
脚踝对齐

脚跟与地
面接触

大腿内收肌群   臀肌

⚠

◆ 为使身体更加稳定，可以将背部靠在墙上练习这个动作。
◆ 如果无法将脚掌放在地上，可以在脚跟下放一个支撑物。
◆ 如果有禁忌证，可以调整姿势，坐在宽砖或矮凳上进行练习。
◆ 如果有膝盖疼痛、宫颈脱垂、早产风险、前置胎盘、臀位胎儿、静脉曲张和痔疮的情况，请调整姿势进行练习。

适应调整

坐在宽砖或矮凳上

坐在宽砖或矮凳上，打开双腿，使膝盖与脚对齐。背部挺直并放松肩膀。将双手放在膝盖上，平稳地呼吸。

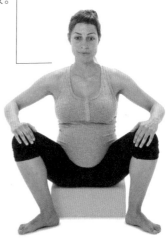

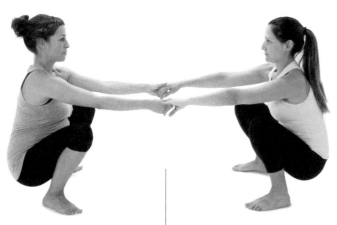

变化形式

两人共同下蹲

两人面对面站立。伸开双臂，抓住对方的手。张开双腿，将髋部向下后方拉伸，直到蹲在对方面前。保持这个姿势，进行几次呼吸。

胫骨和趾伸肌拉伸

这个拉伸动作可以放松胫骨前肌，减轻足部和腿部的疼痛。

双手和膝盖撑地，然后双膝并拢跪在地上。如果因为腹部太大而感到困难，可以稍微分开双腿。保持大腿外侧和髋部对齐。双脚跖屈，膝盖到脚背贴地。

臀部放低，坐在脚跟上。将双手放在大腿或膝盖上。保持胸部扩张，背部挺直，目视前方。

保持此姿势一分钟，平稳呼吸，然后放松。

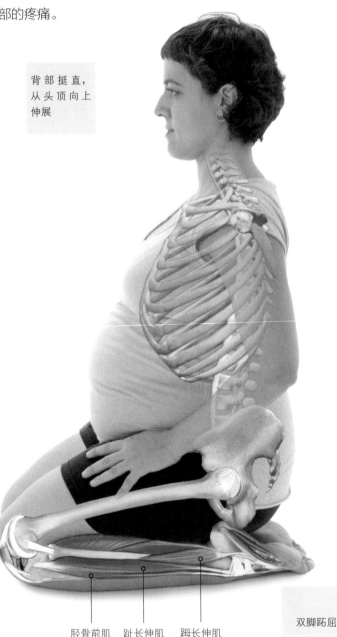

背部挺直，从头顶向上伸展

胫骨前肌　趾长伸肌　跨长伸肌

双脚跖屈

- 缓解脚部紧张并锻炼脚背。
- 预防腿部疼痛和肿胀。
- 减少疲劳感。

- 这个练习需要根据膝关节的情况进行适当调整。
- 如果膝盖或脚踝感到很大的压力，需要在臀部和脚跟之间放置一个卷起的毯子，同时在脚背下放置一个小垫子。

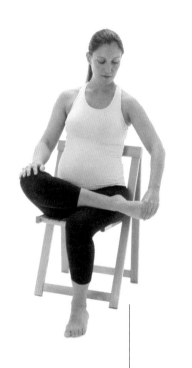

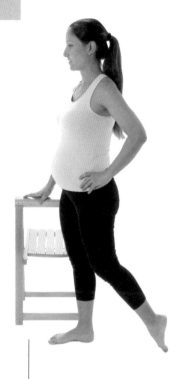

变化形式

坐在椅子上弯曲脚趾

坐在椅子上，保持背部挺直，脚掌平放在地面上。抬起右腿，叠放在左腿上，用右手握住右膝盖，左手抓住右脚趾。拉伸脚背和脚趾。

踩地静态脚趾拉伸

借助椅子保持平衡。弯曲左腿，将其向后伸展，脚趾放在地面上。脚趾轻微地向地面施加压力，以拉伸整个脚背和趾伸肌。保持姿势几秒，然后换另一只脚重复练习。

髋部侧倾，摆动骨盆

这个动态拉伸能很好地提高骨盆的活动能力，为分娩做准备。

跪在毯子或瑜伽垫上，分开双腿，与髋同宽，手放在髋部。从头顶开始向上拉伸，进行一次胸式呼吸。在肋骨和腹部之间留出空间。

吸气，向左侧倾斜骨盆，将髋部朝同一方向拉动。保持这个姿势，进行一次呼吸。回到起始姿势，再次吸气，将骨盆向右倾斜。

缓慢且持续地重复这两个侧向动作6 ~ 10次。

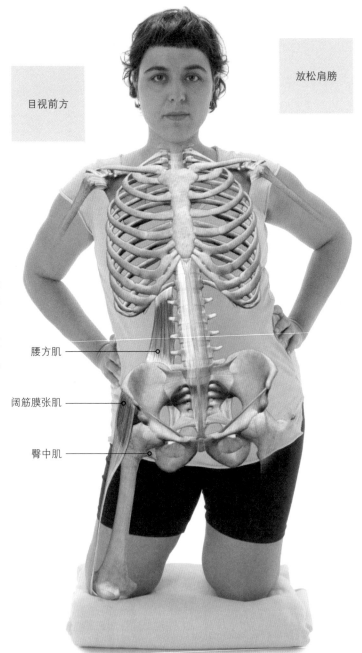

目视前方

放松肩膀

腰方肌

阔筋膜张肌

臀中肌

腰部不要过度前凸

在额状面内运动

- 缓解髋部疼痛。
- 放松骨盆。
- 提高骨盆的活动能力。

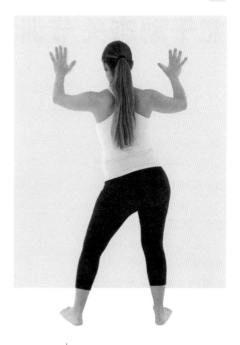

变化形式

站立侧倾

站立时双腿分开，略比髋宽，背部挺直，双手放在髋部。轻轻弯曲右腿，将骨盆向右倾斜。缓慢地回到起始姿势，然后将骨盆向左倾斜。缓慢且持续地重复这个动作。

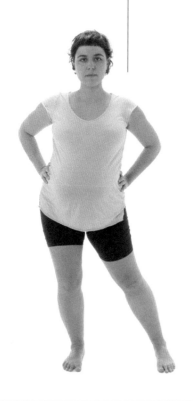

撑墙侧倾

站在一面墙前，双脚分开，略比髋宽，膝盖略微弯曲。双手撑墙，打开手掌，上臂与肩同高，平行于地面。髋部先向一侧侧倾，然后再向另一侧侧倾，同时配合呼吸完成动作。

躯干动态关节训练：颈部拉伸

这个拉伸动作可以使背部和颈部更灵活，并能锻炼我们的呼吸。

坐在椅子上，背部挺直，双脚着地。双腿可以张开。双手放在同侧的膝盖上，手掌向下。

吸气，向前拉伸胸膛，将身体稍微向前倾。头与挺直的背部呈一条直线，肩胛骨并拢（姿势一）。肩膀保持放松，肩膀略微向前倾。

呼气时，略微后倾骨盆，弯曲上背部。低头，将下颌靠近胸骨（姿势二），分开肩胛骨。肩膀保持放松。

吸气，回到初始姿势。缓慢地重复这个动作6 ~ 10次。

动作缓慢

头长肌

斜角肌

髂肋肌

头前直肌

肩胛舌骨肌

肩膀向上

坐姿稳定

姿势一

- ◆ 放松颈部后侧的肌肉。
- ◆ 减轻颈部的紧张和疼痛。
- ◆ 使脊柱更灵活。

⚠️

- ◆ 缓慢而有控制地进行拉伸，否则存在头晕的风险。
- ◆ 如果患有颈椎病，不要练习此动作。

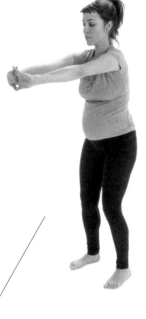

胸锁乳突肌

斜方肌

菱形肌

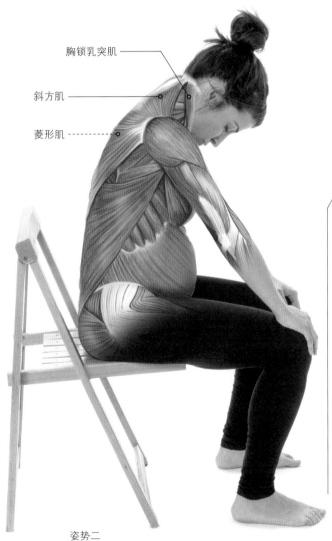

姿势二

变化形式

菱形肌拉伸

　　站立，背部挺直，双腿分开，与髋同宽，膝盖微屈。交叉双手手指，将手臂抬至略低于肩膀的高度。手掌向外翻，向前拉伸手臂。观察肩胛骨分开的过程。略微低头。保持此姿势10秒，然后放松。

大腿内收肌群拉伸

这个拉伸动作是练习有意识呼吸的一个不错的姿势。

坐在瑜伽砖或者一个较矮的支撑面上，背部挺直，头部和脊柱对齐，目视前方。弯曲膝盖，将脚掌并拢放在一起，双膝靠近地面。双手放在膝盖上。肩膀放松。

吸气，随着呼气从肚脐处略微向上抬起身体，在腹部留下空间。

如果想要感受更大的拉伸感，可以坐在更低矮的座位上，也可以用手轻轻朝地面下压膝盖。

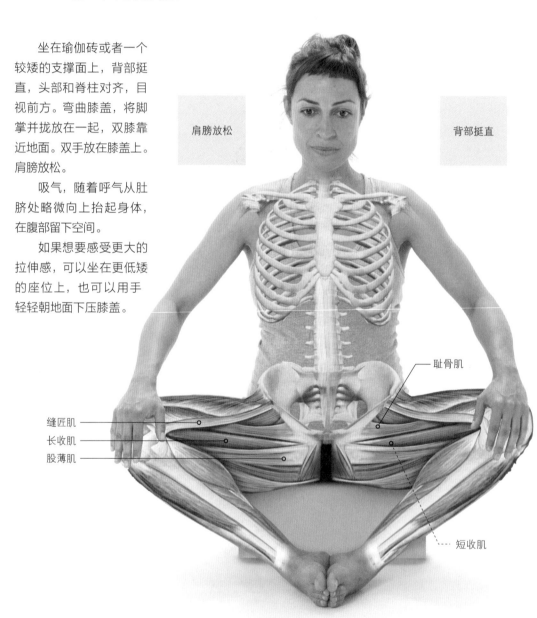

肩膀放松

背部挺直

耻骨肌

缝匠肌

长收肌

股薄肌

短收肌

◆ 拉伸大腿内侧并为分娩做准备。
◆ 是进行呼吸练习的合适姿势。
◆ 平静内心，平衡心态。

⚠
◆ 为了避免背部紧张，可以靠在墙上。
◆ 如果有膝盖半月板问题或耻骨联合问题，不应练习这个姿势。

双腿分开拉伸

坐在瑜伽砖上，背部挺直。大幅度地分开双腿，膝盖和脚对齐。手掌放在膝盖上。呼气并用手臂的力量轻轻将膝盖向外推。可以重复这个练习 3 ～ 6 次。

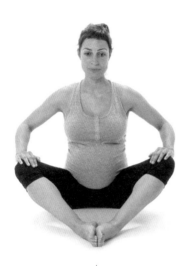

变化形式

动态拉伸

和初始练习一样，坐在瑜伽砖上（本图未展示），双脚脚底贴合在一起。背部挺直。吸气，呼气时轻轻用手下压膝盖来加强拉伸。保持几秒后放松。重复这个练习 3 ～ 6 次。

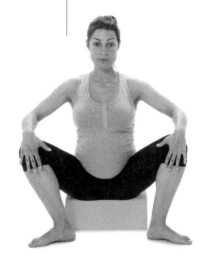

四肢支撑骨盆环绕运动

这是一个锻炼关节灵活性的动作，能够使骨盆和骶骨感到轻松、灵活，为分娩做好准备。

双手和膝盖撑地。分开双腿，大约与髋同宽，使身体获得更宽的支撑。轻轻地将身体重量放在膝盖上。双手平放在地上，手掌打开并保持活动状态。

用髋部画圈。动作应该流畅而缓慢，不要达到关节的最大活动范围。注意骨盆的运动。你也可以用髋部画"8"字形。

朝一个方向做6～10次，然后向相反方向画圈。

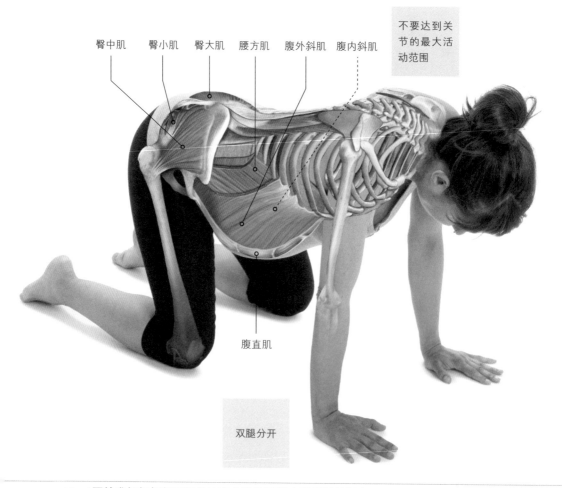

臀中肌　臀小肌　臀大肌　腰方肌　腹外斜肌　腹内斜肌

不要达到关节的最大活动范围

腹直肌

双腿分开

◆ 为分娩做准备。
◆ 使骨盆更灵活。
◆ 放松骨盆、腰部和骶骨。

⚠️

◆ 如果手腕有问题，可以将身体放在靠垫或瑜伽球上进行练习。

变化形式

撑墙骨盆环绕运动

双手张开撑墙。分开双腿，略比髋宽，感受脚支撑着地面。慢慢地用髋部向左和向右交替画圈。可以在一只脚下面放一只小板凳，尝试画不对称的圆圈。

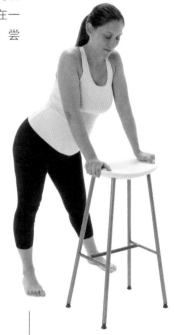

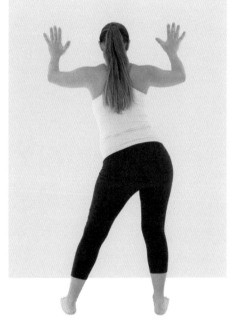

借助支撑物骨盆环绕运动

撑在一个支撑物上，分开双腿，略比髋宽，感受脚与地面的接触。可以用髋部做各种运动，例如画小圈，画大圈，把更多的重量放在一条腿上，把一条腿的重量推向另一条腿，等等。还可以尝试用一条腿向内或向外画圈。所有这些运动都可以让骨盆更加灵活，从而在分娩时更加顺畅。

第五章　产后拉伸运动

　　分娩后，必须帮助身体恢复。休息、凯格尔运动和降低腹压的运动对于身体最初的恢复很有帮助。在产后 6 周内不宜开始锻炼，如果是剖宫产，则应在产后 10 周开始锻炼。应逐渐恢复运动，不要急于恢复身材。

　　本章介绍了恢复腹部和盆底肌的训练，腹部和盆底肌是受生产影响最大的部位。传统的腹肌锻炼会增加腹腔内的压力，使腹部松弛并对会阴施加压力，因此是完全禁止的。

降低腹压运动和盆底肌锻炼

这些低压运动通过降低腹压来改善腹部张力。

仰卧屈腿，脚跟撑地。挺直脊柱，骨盆处于中立位。从头顶开始向上伸展。将手臂向内旋转，手掌朝上，双手指尖相互触碰。肘部轻微弯曲。用肩胛骨向上推手臂。

用嘴轻轻地吸气和呼气，激活盆底肌和腹横肌，将肚脐沿脊柱方向向上拉，仿佛在从耻骨向上拉一条拉链。

吸气，然后轻轻呼气，释放出所有的空气，直到肺部完全排空。在屏气的状态下，将手臂轻轻向上推，打开肋骨，就像要做胸式呼吸一样，同时把肚脐拉向地面。

保持这个姿势几秒，然后缓慢地放松肌肉，同时慢慢地吸气。

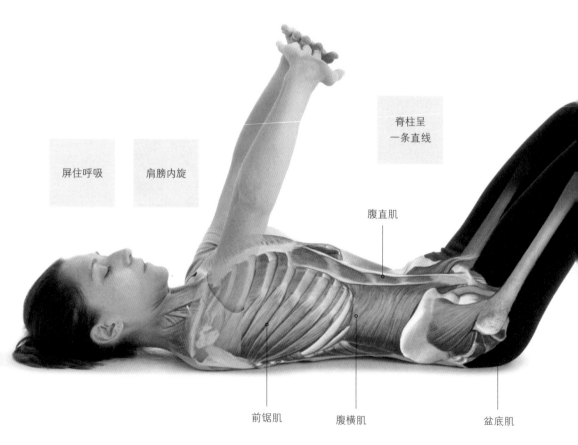

脊柱呈
一条直线

屏住呼吸

肩膀内旋

腹直肌

前锯肌

腹横肌

盆底肌

- 矫正姿势并预防背痛。
- 结合盆底肌锻炼可以预防尿失禁、疝气和子宫脱垂。
- 增强腹肌并恢复其功能。
- 治疗腹直肌分离。
- 促进肠道蠕动。

- 如果有高血压、心脏病或阻塞性通气功能障碍，不应进行此练习。

变化形式

站立，向前迈一步，使一条腿在另一条腿前面。膝盖微屈。手臂与肩同高，弯曲肘部，手掌朝前，两手指尖相接触。肩膀朝下，肩胛骨分开。从头顶开始，向上伸展脊柱。将重心稍稍向前移。用鼻子吸气，嘴巴呼气。激活盆底肌和腰部，仿佛要从耻骨到胸骨拉上一条拉链。再次深呼吸，在屏气的状态下进行一次胸式呼吸，打开肋骨，向后上方提拉肚脐；同时，手臂稍微向前施加力量。保持3秒，然后一点点放松并缓慢吸气。可以重复练习7次。

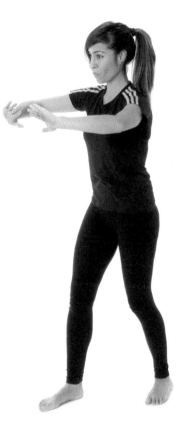

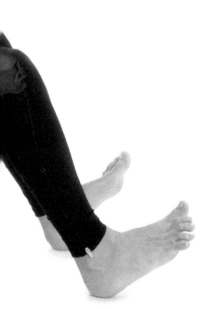

狮身人面式背部拉伸

这些拉伸动作能够强化脊柱伸肌群，并使上背部更加灵活。

俯卧并保持脊柱中立，额头贴着垫子（本图未展示）。双腿分开，与髋部同宽，双臂弯曲放在身体两侧。

吸气，呼气时用背部的力量抬起头、颈和胸廓。臀部收紧，躯干仿佛要向脚跟靠近。肚脐往上提并向内收。肘部弯曲并与双肩对齐。

前臂按压地面，抬高下肋骨。骨盆与地面保持接触。打开肩膀，向下拉肩胛骨，扩张胸腔。

保持这个姿势，缓慢地呼吸，注意胸部的扩张。

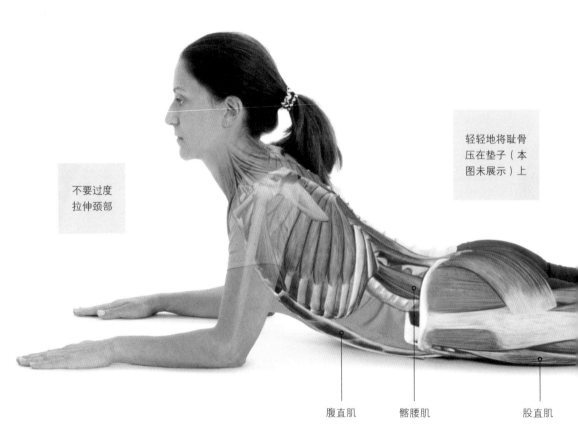

不要过度拉伸颈部

轻轻地将耻骨压在垫子（本图未展示）上

腹直肌　　　　髂腰肌　　　　股直肌

- 强化脊柱伸肌群。
- 改善姿势，扩展胸廓。

- 如果存在腰椎问题，例如坐骨神经痛、椎间盘突出等，不应练习此动作。
- 如患有腹壁疝，不应练习此动作。

变化形式

手放于肩膀的轻柔变体

俯卧，骨盆处于中立位，头靠在交叉的双臂上。吸气，呼气时将头和胸廓从地面抬起。胸廓下半部分与地面保持接触。拉伸脊柱，打开胸部。双臂支撑身体，维持这个姿势。呼吸几次，然后随着呼气缓慢地放松。可以重复这个练习 6 ~ 10 次。

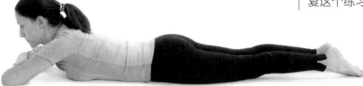

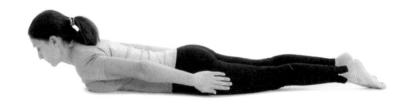

俯卧脊柱拉伸

俯卧，双腿并拢。将前额放在垫子（本图未展示）上，双臂伸直贴着身体。脊柱和骨盆处于中立位置。吸气，然后在呼气时拉伸双臂，用背部肌肉的力量抬起头部、颈部和胸部。下肋骨紧贴垫子，腿也要伸直。手掌朝向身体，脚与垫子接触。目视下方。保持这个姿势两次呼吸的时间，然后呼气。可以重复这个练习 6 ~ 10 次。

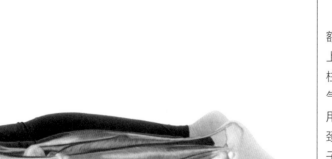

躯干前倾腘绳肌拉伸

这个练习可以拉伸腿部后侧肌肉，并加强背部肌肉。

在毯子上坐下，双腿弯曲靠近身体，腹部和大腿相互接触。伸直背部，用手抓住脚趾，双腿慢慢向前伸直。

将腿再向前伸展一点，并拉伸脊柱。放

松头和肩膀。如果在拉伸双腿时无法用手抓住脚，可以让手扶在腿上。

保持这个姿势几分钟，缓慢地呼吸。

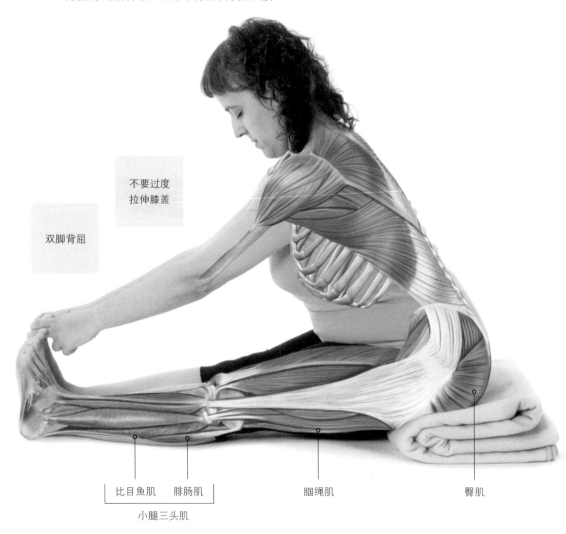

不要过度拉伸膝盖

双脚背屈

比目鱼肌　腓肠肌

小腿三头肌

腘绳肌

臀肌

- 拉伸腿部后侧肌肉。
- 刺激腹部器官。
- 放松神经系统。

⚠️

- 如果存在脊柱问题，例如椎间盘突出、坐骨神经痛或腰痛，可以采用仰卧位的变化形式。
- 如果背部僵硬或腘绳肌过短，可以使用带子来维持姿势并拉伸背部。

变化形式

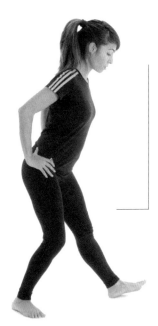

站立式腘绳肌拉伸

左腿向前迈一步。双手放在髋部。弯腰并将身体重心转移到右腿。左腿保持伸直，脚跟撑地。背部挺直，躯干前倾直至有拉伸感。保持这个姿势进行几次呼吸，然后换另一侧进行练习。

仰卧式腘绳肌拉伸

仰卧并弯曲双腿，脚底着地。将一条腿拉向身体，然后借助一条固定在跖骨的带子，将腿拉至大约与地面垂直，感受腘绳肌的拉伸感。

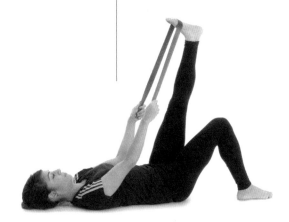

腹肌激活

这个动作能够锻炼腹部肌肉，从激活腹横肌开始，然后激活腹内斜肌、腹外斜肌和腹直肌。

仰卧，双膝弯曲，小腿与大腿垂直，脚掌着地，双脚与髋同宽。骨盆处于中立位，拉伸脊柱，伸长背部。

吸气，开始呼气时收缩会阴部。激活腹横肌，将右腿向上抬起，直到大腿与地面垂直，膝盖与髋部对齐。

保持这个姿势呼吸几次，然后缓缓地放下右腿。骨盆保持稳定，腰部不要弓起。

重复练习 6 次并换另一条腿重复这个练习。

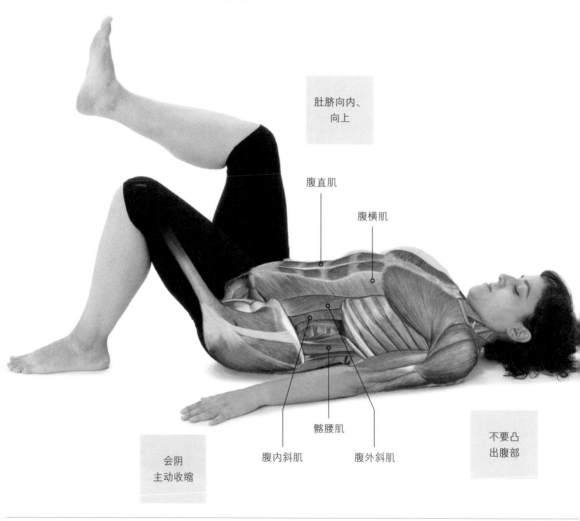

肚脐向内、向上

腹直肌

腹横肌

髂腰肌

会阴主动收缩

腹内斜肌

腹外斜肌

不要凸出腹部

- 加速腹直肌分离的恢复。
- 稳定腰椎和骨盆。
- 如果与盆底肌一起锻炼，还能够强化盆底肌。

- 控制腰部非常重要，拉伸时肚脐必须向内收并向上拉，以此保持腹横肌的激活。抬起或放下腿时，骨盆必须保持稳定。

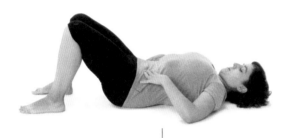

变化形式

激活腹横肌

仰卧，双腿弯曲，脚底着地，骨盆处于中立位。轻轻吐气，将肚脐轻轻向内收并向上拉，激活腹横肌；也可以想象自己正在拉上紧身裤的拉链。

保持这个姿势几秒，然后呼气放松。重复练习10次。

可以通过将手指放在髂嵴上方来检查是否已经激活了腹横肌。

腹横肌和腹内斜肌与腹外斜肌的训练

从与之前相同的起始姿势开始这个练习。右脚跟放在左膝上，举起右臂，将前臂放在右膝上。激活腹横肌，用手臂推动右膝，右膝向手臂方向施加压力。然后松开，重复这个练习6～10次。换另一侧重复练习。

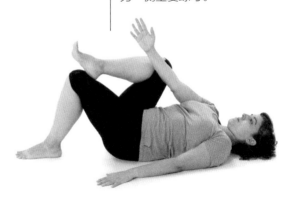

平板支撑

平板支撑能够强化核心肌群，提高核心肌群耐力，并锻炼腹部。

　　手和膝盖撑地，手臂和膝盖与髋同宽。屈肘，使前臂和肘部贴地，略宽于肩膀。将手掌合十，手指交叉，使上臂与地面垂直。

　　激活盆底肌和腹横肌，将肚脐向后上方收缩。先伸直一条腿，再伸直另一条腿，脚趾撑地。

　　背部挺直，脊柱伸长，从头顶向上伸展，并朝相反方向推脚跟。重心分配在前臂和脚趾之间。不要弓腰。骨盆处于中立位。保持这个姿势进行胸式呼吸。

　　开始时可以尝试保持 5 秒，休息一下，然后重复 3 次。随着我们越来越强壮，逐渐增加练习时间。理想情况下，要保持姿势至少20 秒。

骨盆处于中立位，与躯干和双腿保持对齐

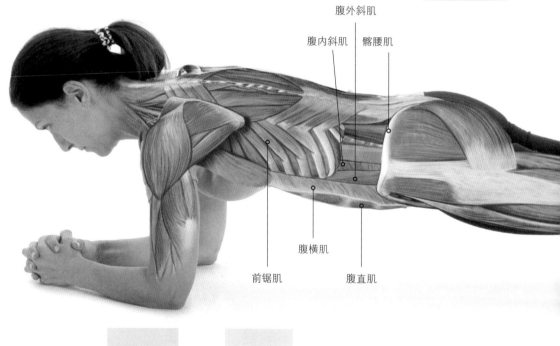

腹外斜肌

腹内斜肌　髂腰肌

腹横肌

前锯肌　　腹直肌

双上臂垂直于地面

不要屏住呼吸

◆ 强化脊柱、臀部和手臂肌肉。
◆ 收紧腹部肌肉。

◆ 不要凸出腹部，为此需要激活腹横肌。
◆ 不要屏住呼吸进行锻炼。
◆ 不建议腰椎有问题的人进行此锻炼。

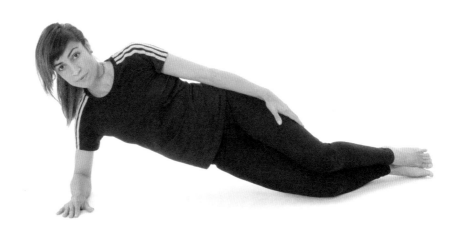

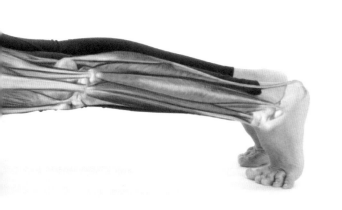

变化形式

侧平板支撑

　　侧卧，用前臂支撑身体。膝盖弯曲，与地面接触。拉伸脊柱，保持中立位。收紧腹横肌，呼气时向上推髋部，将骨盆和躯干整体向上抬起。保持 5 秒，同时进行胸式呼吸，然后放松。

腿和手臂同时抬起

腹直肌等长收缩时，腹直肌的长度保持不变，能够避免椎间盘受压或对会阴造成压力。

仰卧，双腿分开与髋同宽，膝盖弯曲，脚底着地。可以在腰部下方垫上一块小毯子来稳定骨盆。

吸气时采用胸式呼吸，呼气时激活盆底肌和腹横肌，并抬起弯曲的双腿及双臂。保持数次呼吸的时间，然后随着呼气慢慢向地面放下双腿和双臂。

可以重复这个动作 3 次。随着我们越来越强壮，逐渐增加保持的时间。

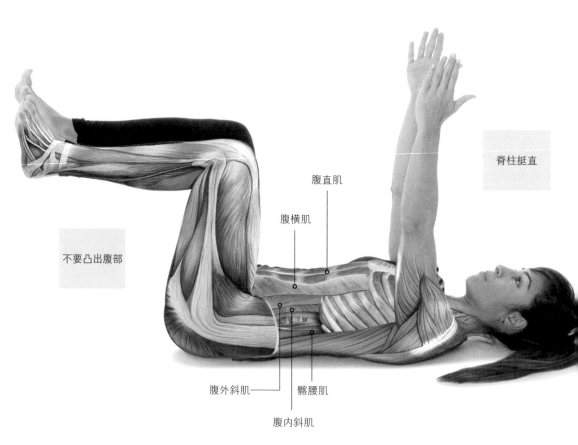

脊柱挺直

腹直肌

腹横肌

不要凸出腹部

腹外斜肌

髂腰肌

腹内斜肌

◆ 增强腹部肌肉力量。
◆ 强化股四头肌。

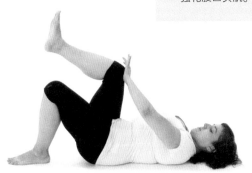

◆ 如果有腹直肌分离，则禁止进行这种锻炼。
◆ 如果要进行动态腹肌训练，需要通过胸式呼吸来保持肋骨张开。不要阻塞声门或屏住呼吸，以避免对会阴施加压力。

变化形式

腹直肌和腹内斜肌、腹外斜肌的等长收缩

仰卧，双腿弯曲，脚底撑地。抬起右腿，弯曲右膝，将右腿向身体的方向拉伸，直到大腿垂直于地面。

左手伸向右膝。吸气，随着呼气激活腹横肌和盆底肌。在呼气时，用左手向右膝施加力量，右腿保持不动。吸气后放松。重复6~10次，然后更换对侧手臂和腿重复这个练习。

抬头收缩腹直肌

在腹部动态拉伸中，应注意收紧盆底肌，避免盆底肌受到腹部脏器的压迫。仰卧，弯曲膝盖，足底撑地，双脚与髋同宽。倾斜骨盆。双手放在颈部，指尖接触颈椎。采取胸式呼吸。

呼气时收缩盆底肌，激活腹横肌，并保持胸部张开，抬起头和肩膀。通过嘴呼气，吸气时再将身体放回地面。整个练习中，腰部与地面接触。在练习期间不要闭住声门。重复6~10次。

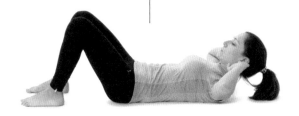

手臂、颈部和肩部拉伸

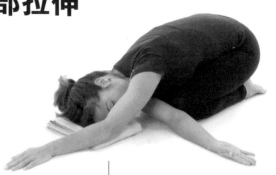

这些拉伸运动可以缓解手臂、颈部和肩部的疼痛，这些疼痛通常是抱婴儿而引起的过度负荷所导致的。

手臂屈肌拉伸

双手和膝盖撑地，将手臂向外旋转，手掌朝下，手指指向膝盖，拇指指向外，手臂伸直。为了加强拉伸，轻轻向后移动躯干。保持拉伸几次呼吸的时间后放松。可以重复练习3次。

斜方肌拉伸，辅助侧弯

跪在地上，右臂放在背后，左手放在头顶上。轻轻用左手引导头部向左侧倾斜，使耳朵靠近肩膀，保持拉伸几秒，然后将头部放回中央。不要强行进行拉伸。然后换对侧进行练习。

中斜方肌拉伸

跪坐在地上，膝盖弯曲，双脚放在臀部下方。伸直双臂，双手向前伸。将右臂从躯干下方伸出，与地面接触。右手手掌朝上，手臂向与肩膀相反的方向拉伸。躯干和头部向左旋转。如有需要，可以在头下放一个垫子。

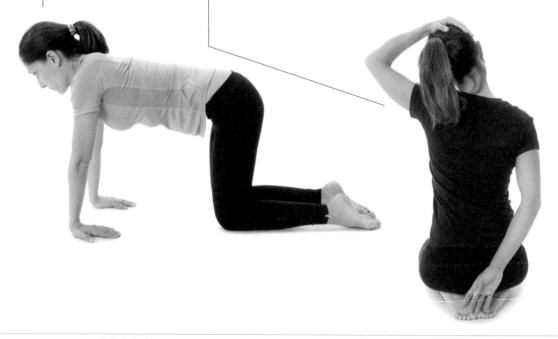

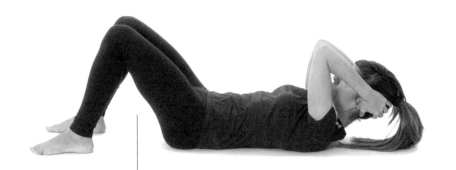

上、中斜方肌拉伸

伸直双腿，双脚靠在一起。将一只手的手掌叠在另一只手的手背上，然后向前伸展身体。头跟随身体运动。

颈部拉伸运动（枕肌、颈半棘肌、头夹肌）

仰卧，双腿分开与髋同宽，脚底着地。倾斜骨盆，使腰部与地面接触。放松骨盆。双手托住头，拇指可以放在头后部。吸气，呼气时用双手轻轻向前拉起头部，下颌指向胸腔，伸长颈部，两肘互相靠近。倾斜骨盆，再次感受腰部与地面接触。将头向下压。保持一次完整呼吸的时间后放松。重复3次。

活动肩胛骨

仰卧，双腿弯曲，脚底着地。骨盆处于中立位。将双臂垂直抬起，掌心相对。吸气，双臂同时向上抬起，呼气时缓慢放下。始终保持骨盆稳定和颈部放松。重复练习大约10次。

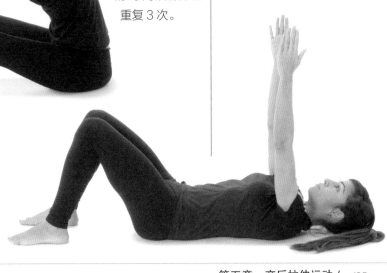

腹直肌拉伸

- 拉伸身体前侧。
- 提高肩部的灵活性。
- 锻炼腹部器官和扩张胸腔。

这些拉伸运动使我们有意识地通过张开肋骨进行深呼吸，并让我们进入平静的状态。

仰卧，双腿弯曲，脚底着地。将双臂放在身体两侧。可以在腰部下方放一条叠起来的毯子。合拢双手，双臂经胸前向上伸展。

吸气时，将双臂向后伸展，同时向地面伸直双腿。保持几次呼吸的时间，观察胸廓随着每次吸气扩张。

可以让双手向远离头的方向伸展，双脚向相反方向伸展，以此加强拉伸感。

呼气，慢慢回到起始姿势。可以重复练习多次，然后放松。

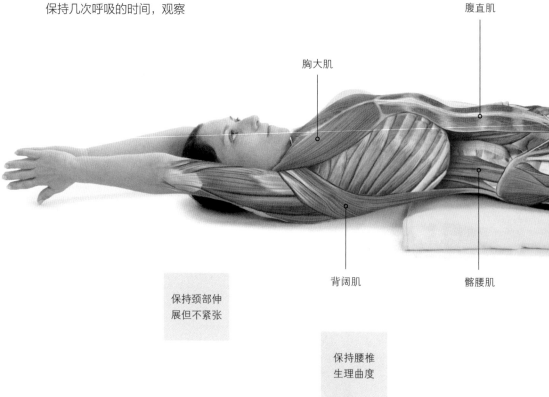

腹直肌

胸大肌

背阔肌

髂腰肌

保持颈部伸展但不紧张

保持腰椎生理曲度

◆ 如果感到肩膀不适，可以弯曲肘部，减少抬高双臂的幅度，轻轻拉伸。

◆ 如果腰部感到不适，应保持双腿弯曲。

◆ 手臂应该找到支撑点，如果手臂无法接触地面，可以借助垫子。

◆ 在剖宫产手术后，应当待伤口完全愈合后再进行这个练习。

◆ 腰下垫子的厚度增加了拉伸的强度，因此请谨慎练习。

变化形式

侧卧拉伸

仰卧，左腿弯曲，右臂向后上方伸展。整个身体向右侧转，让身体侧面靠在垫子上。双腿伸直。保持一段时间，然后吸气时将左臂向上伸展，双手合拢。轻轻伸展在上面一侧的手和腿，拉长身体。保持这个姿势呼吸几次，然后放松。换另一侧进行练习。

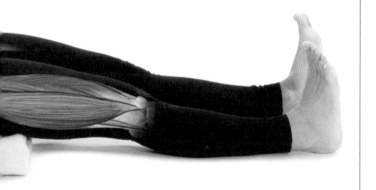

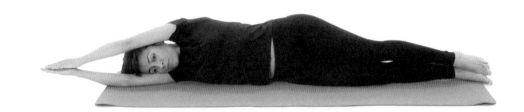

腹内斜肌、腹外斜肌拉伸

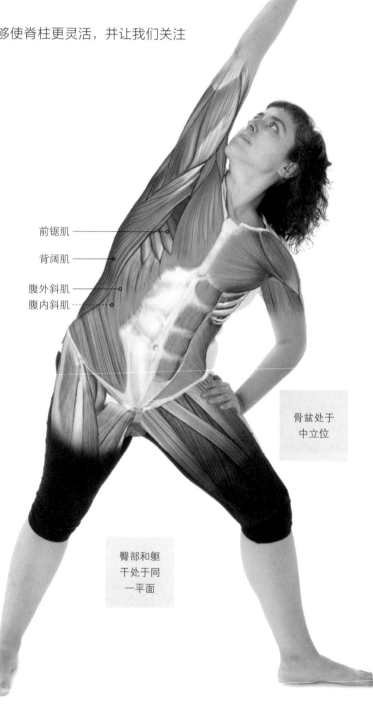

这些拉伸动作能够使脊柱更灵活，并让我们关注所进行的呼吸。

站立，双腿分开，宽度大于髋宽，左脚向外旋转。将身体重量分配在两腿之间。弯曲的左腿和左脚对齐，膝盖不要超过脚踝。将左手撑在左大腿上，避免激活被拉伸的肌肉。

采用胸式呼吸，向上抬起右臂，将其伸过头顶，躯干侧屈。如果身体足够柔韧，还可以将右前臂撑在大腿上。不要向前弯曲躯干。双腿、躯干、骨盆和手臂必须处于同一平面。

保持姿势并进行几次深呼吸，然后放松。换另一侧重复练习。

前锯肌
背阔肌
腹外斜肌
腹内斜肌

骨盆处于中立位

臀部和躯干处于同一平面

✓
◆ 使脊柱更灵活。
◆ 刺激呼吸和循环。
◆ 改善体态。

⚠
◆ 在腰椎有损伤的情况下，需小心进行这个拉伸。

变化形式

双腿交叉腹内斜肌、腹外斜肌拉伸

站立，双腿微屈。将身体重量转移到左腿上，左膝比右膝更加弯曲。右腿向后退一步，在左腿后与其交叉。将身体重量分配在两腿之间。左手撑在左髋部，右臂举过头顶，身体向左侧倾斜。保持这个姿势几次呼吸的时间。放松，然后换另一侧进行练习。

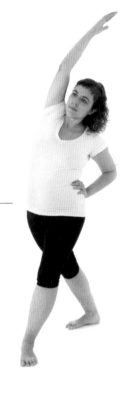

仰卧位侧链拉伸

仰卧，背部和骨盆处于中立位。弯曲左腿，将脚放在地板上，并将左腿远离身体向左移动。将伸直的右腿向左腿靠近，同时抬起右臂，向头部拉伸。尝试通过稍微弓起躯干来伸展整个身体侧链。保持这个姿势几次呼吸的时间，然后慢慢放松。换另一侧重复练习。

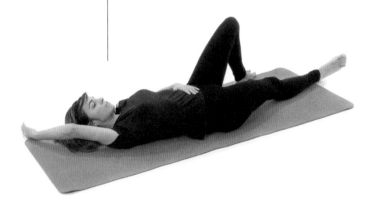

第六章　呼吸和放松

　　在怀孕和分娩过程中，有意识的呼吸是舒适感的来源，也是我们的强大帮手。深而缓慢的呼吸可以在身体和心理上带来许多好处。

　　在最后一章中，我们将介绍如何有意识地呼吸以及其他呼吸技巧。这些技巧不仅可以改善氧合、获得放松，还可以在分娩时发挥作用。最后，还将讲解如何通过放松和意念想象实现身心的休息。

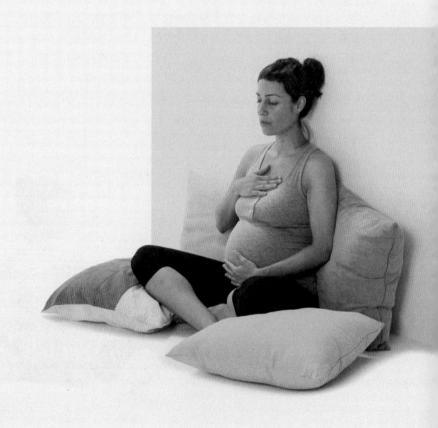

呼吸与怀孕

在整个怀孕过程中，我们可能会经历各种情绪和生理过程。无论是在怀孕期间、分娩过程中还是照顾婴儿时，有意识的呼吸都将是我们的强大帮手。

情绪与呼吸

怀孕期间，女性在短时间内经历着深刻的改变。在整个孕期里，女性可能会体会到各种强烈的情绪，这些情绪会直接影响呼吸。当经历紧张、恐惧、压力或痛苦时，呼吸会变得浅而急促。相反，但我们处于放松、安逸的状态时，呼吸会变得更缓慢和有节奏。

学习缓慢而深的呼吸是为了能够放松神经，使我们能够冷静地应对在怀孕期间出现的各种情况。

有意识的呼吸与怀孕

为了练习呼吸，我们要找到一个舒适而稳定的姿势。呼吸主要通过鼻子进行，尽管在某些情况下也可以通过嘴巴呼吸。在进行任何呼吸方面的调整之前，需要了解自然呼吸。

感受自然呼吸

舒适地坐着，背部挺直，闭上眼睛，放松手臂、肩膀和脸部。将注意力集中到呼吸上，不要试图对呼吸进行任何修改。感受空气通过鼻孔进入和排出，注意其温度、声音、强度和节奏。

为了进行呼吸练习，我们要找到一个舒适且稳定的姿势。呼吸的方式如下。
1. 腹式呼吸。手臂和肩膀保持放松状态。
2. 胸式呼吸。
3. 锁骨式呼吸。

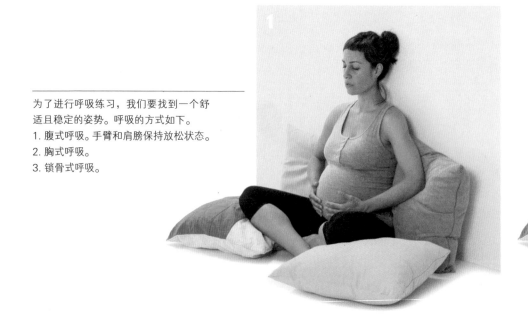

1. 腹式呼吸

双手放在腹部。吸气时将空气带到肺部底部，观察腹部随着吸气而上升，随着呼气而下降。延长呼气时间，感觉身体和思想都逐渐放松。

2. 胸式呼吸

双手放在肋骨处，吸气时使胸廓向侧面和向上扩张。

3. 锁骨式呼吸

这是一种非常浅的呼吸方式，我们将手放在锁骨上方可以感受到它。

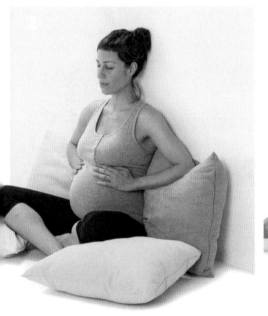
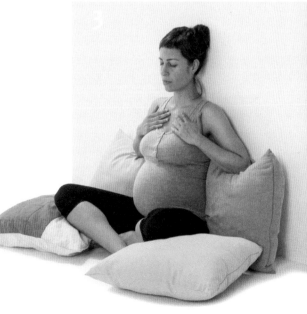

呼吸练习

正如我们所见，呼吸方式与身体和情绪状态密切相关。简单的呼吸练习可以影响情绪甚至缓解疼痛。持续的深呼吸练习可以让人平静下来，并在分娩时帮助产妇更好地呼吸。

呼吸频率和节奏

呼吸频率是指在特定时间内进行呼吸的次数。通常情况下，一个健康的成年人每分钟会呼吸 12 ~ 20 次。对于孕妇，呼吸频率会略微改变，每分钟通常会增加 1 ~ 2 次呼吸。

呼吸节奏是指吸气和呼气时间的规律性，以及中间是否有一个短暂的呼吸暂停阶段。有意识的呼吸练习能够使我们改变呼吸节奏，以达到不同的目的。当吸气和呼气的时间相等（1:1）时，我们进行的是平衡的呼吸，而当呼气比吸气慢且长（1:2）时，我们会获得放松的呼吸。

充分的呼吸

为了练习充分的呼吸，请把一只手放在腹部，另一只手放在胸部。

首先，观察自己在自然状态下的呼吸，然后逐渐建立起一种影响三个呼吸区域的呼吸方式。为此，我们先吸气，把空气吸入腹部，然后让空气从腹部轻轻地扩散到胸腔和锁骨。呼气时，以同样的方式进行，首先将空气从腹部排出。如果主动延长呼气时间，能够达到镇静和放松神经的效果。

充分的呼吸使我们能够意识到呼吸涉及的不同身体部位

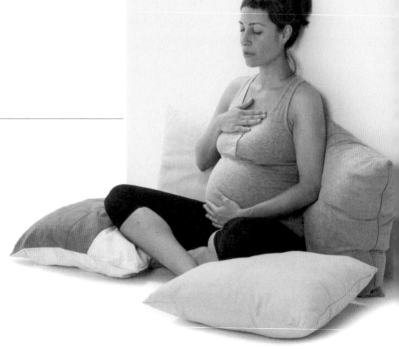

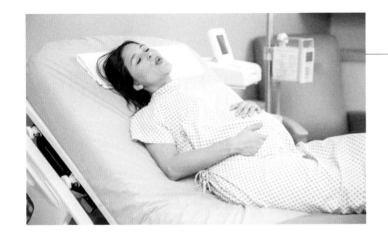

宫缩可以被想象成来来去去的波浪

乌加依（Ujjayi）呼吸法

这是一种能带来极大宁静并促进内省的呼吸法。我们可以在呼吸时部分关闭喉咙，使进出的空气被阻滞。可以只在呼气时进行练习。为此，我们进行胸式呼吸，呼气时部分关闭喉咙，通过鼻子缓慢呼出气体并观察产生的噪声。呼气时间应该比吸气时间更长。

另一种形式是通过发出长音节"A-a-a-a-a-h"或"U-u-u-u-u-h"将空气从口中呼出。

注意事项：吸气必须自然流畅，切勿强迫。

分娩过程中的呼吸

在分娩过程中，呼吸是我们的强大帮手。每个女性都应该找到适合自己的呼吸方式，根据需要进行调整。如果在怀孕期间练习了有意识的呼吸，就可以在分娩时自然地运用这些呼吸方式。以下是一些呼吸方法，可以帮助我们与子宫的状态同步，应对疼痛，并在整个分娩过程中帮助我们和我们的宝宝。

分娩可以分为扩张期、过渡期和娩出期三个阶段。在扩张期，宫缩之间的间隔会逐渐缩短，直到娩出期宫缩会变得非常强烈。根据不同阶段，分出三种呼吸方式。

在扩张期，宫缩之间的呼吸应该是自然的。在宫缩期间，我们可以深呼气，通过发出乌加依呼吸法中的声音，或是更响亮地发出字母或辅音来呼气。

随着分娩的进行，进入过渡期，此时宫缩更加频繁，呼吸更快。在宫缩高峰期，如果症状非常强烈，可以通过嘴或鼻子进行 3 ~ 4 次急促呼吸，然后深长、有声地从口中呼出气。在宫缩结束前，停止这种呼吸模式。

最后，在娩出阶段，深呼吸，然后呼气，让空气通过嘴排出，就像吹口哨一样。

产褥期的呼吸

在产褥期，可以进行乌加依呼吸或充分的呼吸。保持平静而深沉的呼吸，会向新生儿传递信心和平静感。

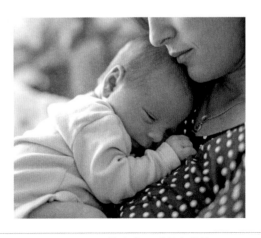

放松和意念想象

结合意念想象进行放松练习是促进身心平静的极好方式，能够提升孕妇和宝宝的幸福感。

自我放松

放松练习可以让我们放松身体，清晰地感知自己的内在状态，并在短时间内恢复精力。在练习拉伸运动后，进行 10 ~ 15 分钟的放松非常有益，可以为身心提供一段休息和平静的时刻。

在分娩过程中，使用伴随呼吸模式的简单放松技巧也是非常有帮助的。通过放松肌肉，身体会分泌更多的内啡肽，从而减轻疼痛感。

放松姿势

选择有利于放松的姿势非常重要，使用几个枕头和抱枕会非常有帮助。

有多种姿势能够帮助身体感到舒适、远离紧张，其中最合适的姿势包括侧卧、跪姿俯卧和坐在椅子上；也可以仰卧，将双腿弯曲放在更高的椅面上。不过，需要注意的是，从怀孕的第六个月开始，仰卧姿势可能就不适合孕妇了。

在侧卧位时，腹部会更好地放松，呼吸也更容易。

在这个姿势下，侧躺在地板上，双腿弯曲。将枕头或折叠的毯子放在头下，将另一个枕头或毯子放在膝盖之间。

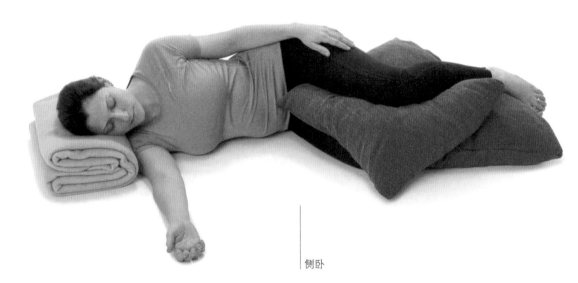

侧卧

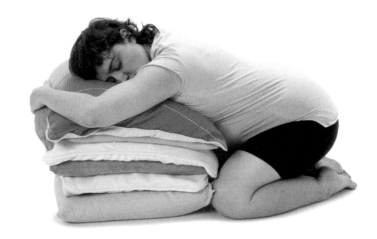
跪姿俯卧

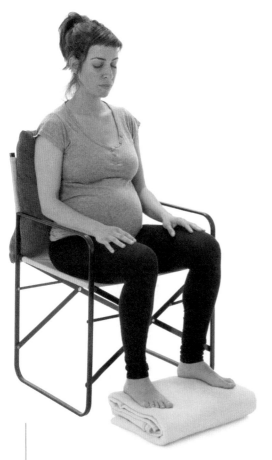
坐在椅子上

　　跪姿俯卧可以缓解髋部、腹股沟和腰部的不适，并让背部得到休息。

　　做这个姿势时，我们在地上放几个垫子。双脚分开，双膝跪地，将胸廓、腹部和脸靠在垫子上。让臀部向脚跟移动，双臂放松，环抱住垫子。

　　坐在椅子上有助于保持更为清醒的意识，以便进行意念想象的练习。

　　做这个姿势时，背部挺直，靠在椅背上。可以在腰后放一个靠垫，以确保腰部得到支撑和休息。头保持直立，与躯干呈一条直线，下颌稍微内收。双脚平行放在前方，略微分开。如果双脚无法触地，建议在脚下放一条板凳、一个硬垫子或其他支撑物。双手放在大腿上。

⊘

◆ 调节新陈代谢、心律和呼吸。
◆ 缓解紧张，改善睡眠。
◆ 减轻压力，缓解焦虑。
◆ 呼吸技巧和放松练习都是分娩时控制疼痛和紧张的有效方式。

放松技巧

建议在一个安静且温度适宜的空间内进行放松练习。

闭上眼睛，注意腹部随着呼吸的节奏运动。关注从鼻孔进出的空气。随着每次呼气，身体变得越来越放松。

关注当下、所处的地方和自己的身体。

逐个检查身体的各个部位，不要着急，感受它们，帮助它们逐渐放松。

◆ 将注意力转移到躯干底部，放松盆底肌、括约肌。然后放松腹部、髋部。

◆ 接下来，将注意力集中到腰部，放松这个区域。然后放松背部、胸部、颈部和头部。

◆ 最后放松头和脸：额头、眉毛、眼睑、鼻子、颧骨、脸颊和下巴。张开嘴唇，放松下颌。

◆ 首先把注意力放在右脚上，感受它，并让它松弛，放松脚趾、脚底、脚跟和脚背。接着，对右脚踝、小腿、右膝和右大腿进行同样的放松。

◆ 对左脚和左腿进行同样的放松。

◆ 把注意力转移到右手上，让手指微微分开，张开手，放松手掌和手背。继续放松手腕、前臂、肘部和右肩。

◆ 对左手和左臂进行同样的放松。

现在可以感受到整个身体已经完全放松了。

保持几分钟的安静，观察缓慢而平稳的呼吸。

放松是对孕妇和胎儿都有益的练习，可以使人心情平静，有助于改善免疫系统功能和健康状况

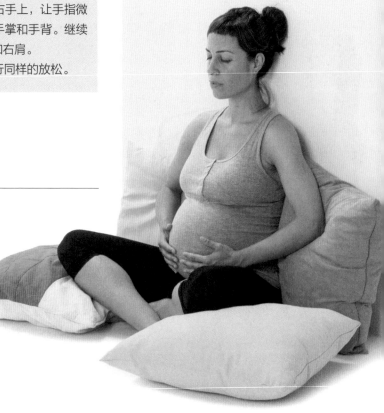

通过想象宝宝在母亲子宫内
平静地发育，可以为宝宝和
母亲带来信心

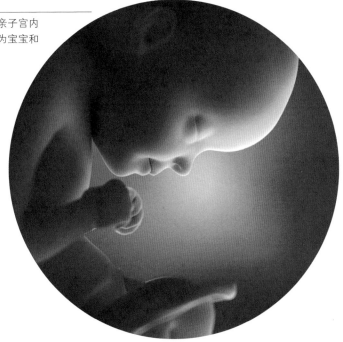

意念想象技巧

意念想象是一种利用自身想象减轻压力和改善健康状况的技巧。想象使我们能够在头脑中创造出画面。

进行意念想象最理想的时间是放松练习之后。在想象期间，注意力被引向内心，心灵可以慢慢地进入更平静的状态。状态越平静，创造画面就越容易。

我们可以想象子宫内的宝宝，并向其传递平静的感觉。

◆ 首先，将双手放在腹部，以便与宝宝建立更直接的联系。想象胎儿的轮廓沉浸在羊水中，想象胎儿周围的环境，感受胎儿被羊水包裹着。

◆ 继续想象宝宝的脸庞，想象他合上的眼睛、鼻子、耳朵，以及整张脸。接着想象他的小手、小脚和躯干。想象胎儿的身体和谐地生长。

◆ 感觉宝宝平静而放松。我们一点点用充满爱和感激的拥抱包裹住宝宝。

◆ 保持几分钟缓慢的呼吸，心中充满对胎儿发育的信心。

为了一点点结束意念想象状态，建议缓慢地移动手、脚和头，最后睁开眼睛，进行更深、更充分的呼吸。让自己随意发出叹息和打哈欠。感受到这种舒适感后，我们可以回到日常生活中。

词汇表

假性宫缩：为分娩做准备的一种宫缩，并非分娩过程中的宫缩。通常在怀孕的最后一个阶段以腹部收缩的形式出现，是无规律且无痛的。

凯格尔运动：将骨盆肌向上和向内收缩几秒，重复这个过程数次。这个运动能够强化盆底肌。

产后腹痛：哺乳时乳房受到刺激产生催产素而引起的子宫收缩。

等长拉伸：肌肉在收紧的同时并不会改变长度。等长拉伸可以在肌肉最大程度地拉伸时发生。

仰卧位低血压综合征：当仰卧时，子宫的重量会对静脉施加压力，导致头晕的感觉。如果没有不适，直到怀孕的最后6周前，可以仰卧位练习拉伸。

恶露：产后子宫内膜脱落产生的短暂而少量的类似月经的分泌物。

催产素：一种能够刺激分娩过程中子宫平滑肌收缩和乳汁分泌的激素。

耻骨联合：由左右两块耻骨连接形成，怀孕期间通常会分开。如果进行加大耻骨间分开程度的运动，会导致耻骨分离。

参考文献

BARBIRA, Françoise. *Yoga para embarazo, parto y más.* Blume, Madrid, 2005.

BERG, Kristian. *Guía ilustrada de los estiramientos terapéuticos.* Ediciones Tutor, Madrid, 2012.

BONAMUSA, Marc. *Objetivo vientre plano.* Editorial Amat, Barcelona, 2016.

BUCHHOLZ, Sabine. *Gimnasia para embarazadas.* Paidotribo, Barcelona, 2002.

CALAIS-GERMAIN, Blandine. *Parir en movimiento. Las movilidades de la pelvis en el parto.* La liebre de marzo, Barcelona, 2015.

CALAIS-GERMAIN, Blandine. *Abdominales sin riesgo.* La liebre de marzo, Barcelona, 2010.

CHARLISH, Anne. *Tu embarazo natural.* Paidotribo, Barcelona, 1995.

COCA, Isabel. *Ioga i gestació.* Publicacions de l'Abadia de Montserrat, Barcelona, 2019.

DEANS, Anne. *La Biblia del embarazo.* Grijalbo, Barcelona, 2004.

FERNANDEZ-LAMBRUSCHINI. *Manual de Pilates aplicado al embarazo.* Panamericana, Madrid, 2016.

FERNANDEZ-LAMBRUSCHINI-FERNANDEZ. *Recuperación posparto.* Panamericana, Madrid, 2020.

FISCHER, Hanna. *Manual práctico de preparación al parto.* McGraw-Hill, Madrid, 2008.

GARCIA MARTÍN- LÓPEZ MAZARÍAS, Esther, Belén. *Tu suelo pélvico en forma.* Arcopress, 2019.

ISACOWITZ-CLIPPINGER, Rael, Karen. *Anatomía del pilates.* Ediciones Tutor, Madrid, 2020.

IYENGAR-KELLER-KHATTAB, Geeta,Rita, Kerstin. *Iyengar yoga for Moherhood.* Sterling Publishing, New York, 2010.

JEAN COSNER-MALIN, Holly, Stacy. *Pilates con tu bebé.* Ediciones Oniro, Barcelona,2006.

JO ANN STAUGAARD-JONES. *Anatomía del ejercicio y el movimiento.* Paidotribo, Barcelona, 2014.

KING-GREEN. *El método Pilates para el embarazo.* Paidós Iberica, Barcelona, 2004.

MACKIN, Deborah. *Recupera tu figura.* Pearson, Madrid, 2003.

NELSON-KOKKONEN, Arnold, Jouko. *Anatomía de los estiramientos.* Tutor, Madrid, 2007.

RAMÓN GOMARIZ, Jorge. *Estiramientos de cadenas musculares.* La liebre de marzo, Barcelona, 2009.

RIAL-PINSACH, Tamara,Piti. *Ejercicios hipopresivos.* La Esfera de los Libros, Madrid, 2015.

ROBINSON-BRADSHAW-GARDNER, Lynne, Lisa, Nathan. *Pilates.* Blume, Barcelona, 2012.

SEIJAS, Guillermo. *Anatomía y estiramientos esenciales.* Paidotribo, Barcelona, 2015.

SCATTERGOOD, E. *Gimnasia para embarazadas.* Hispano Europea, Barcelona, 2004.

STOPPARD, Miriam. *El nuevo libro del embarazo y nacimiento.* Grijaldo, Barcelona, 2005.

WESSELS-OELLERICH, Miriam, Heike. *Gimnasia para embarazadas.* Editorial Hispano Europea, Barcelona, 2005.

审校者简介

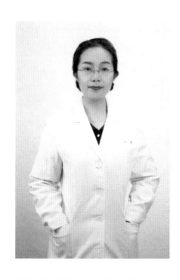

尚鹃，北京大学第一医院妇产科副主任医师，医学博士，毕业于北京大学医学部。现任中国抗衰老促进会女性健康专业委员会委员，中国医疗保健国际交流促进会生殖医学分会委员，中国医师协会生殖医学专业委员会青年委员，北京女医师协会理事兼副秘书长；为《肿瘤生育学临床实践：临床问题和解决方案》《儿童与青少年肿瘤生育学：最佳实施方案和新兴技术》主译，《妇科与生殖内分泌掌中宝（第3版）》副主编；主要从事生殖内分泌及辅助生育技术相关工作；研究方向为女性生育力保护及助孕方式。